DESCUBRA los principios de Salud C·R·E·A·C·I·Ó·N

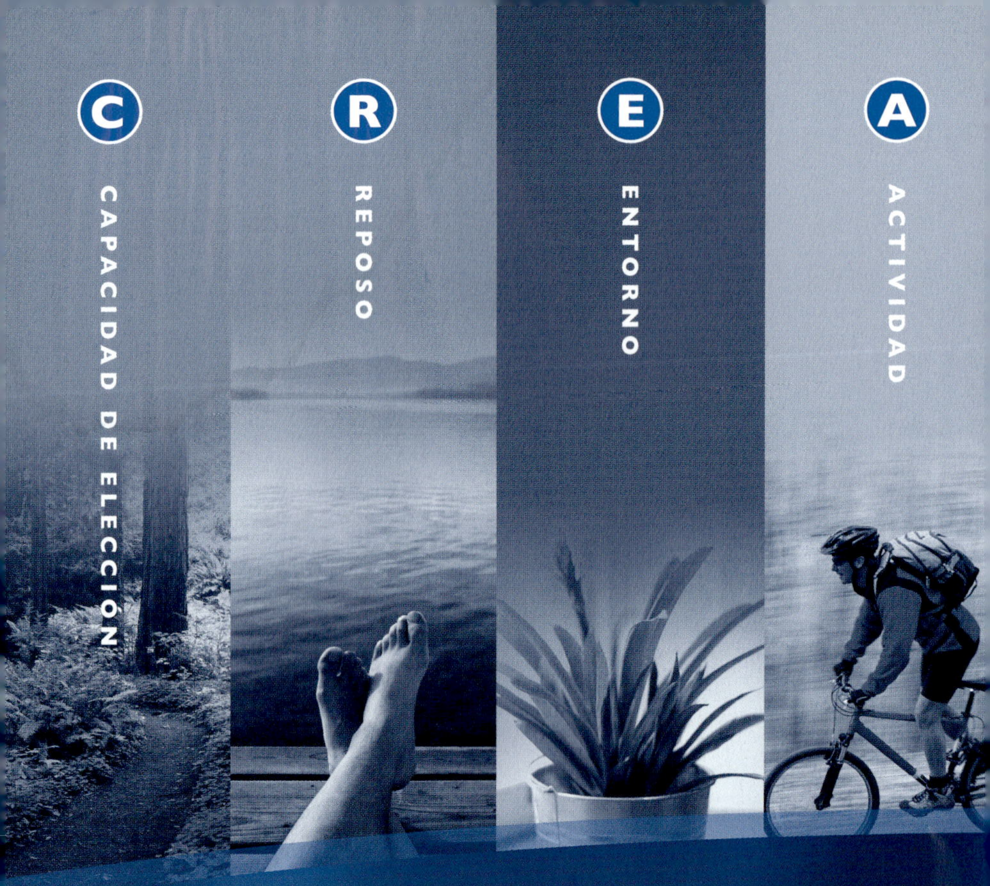

Des Cummings Jr., PhD

Dra. Mónica Reed

y Todd Chobotar

creation HEALTH

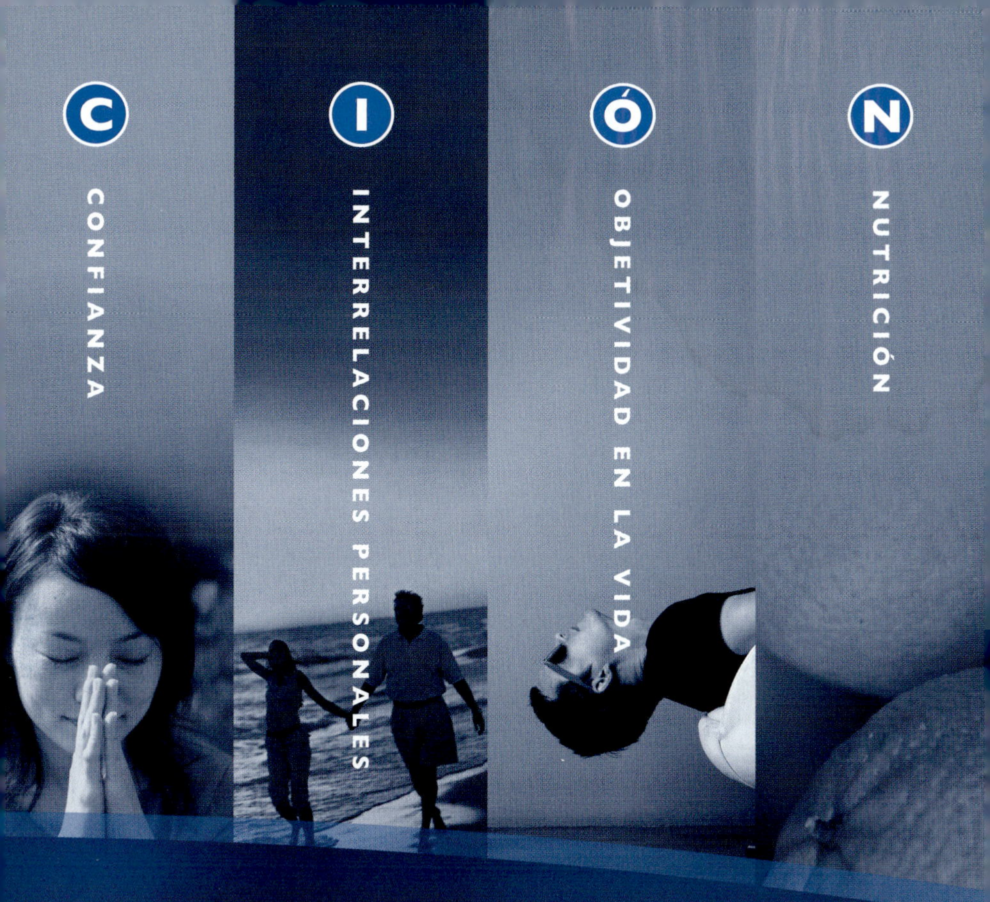

DESCUBRA
los principios de
Salud C·R·E·A·C·I·Ó·N

VIVA SU VIDA AL MÁXIMO

DESCUBRA los principios de Salud C.R.E.A.C.I.Ó.N
Primera edición

Publicado por Florida Hospital Publishing
605 Montgomery Road, Altamonte Springs, FL 32714

EXTENDIENDO *el* MINISTERIO DE SALUD *de* CRISTO

Editor-en-Jefe:	Todd Chobotar
Editor General:	David Biebel, DMin
Promoción:	Caryn McCleskey
Producción:	Lillian Boyd
Revisión:	Pam Nordberg
Traducción:	Elizabeth Jeanntion, MS
Fotografía:	Spencer Freeman
Redacción:	Amaryllis Sanchez-Wohlever, MD y Evelyn Omaña, MA
Diseño de la cubierta:	Carter Design y Christal Gregerson
Maquetación:	Timothy Brown y Claudia C. Pech Moguel

Nota del Editor: No es la intención de este libro sustituir la relación personal con un profesional de la salud calificado, sino compartir el conocimiento y la información recabados en la investigación y la experiencia del autor. Recomendamos que consulte con su profesional de la salud todos los asuntos relacionados con su salud y la de su familia. La editorial y el autor quedarán exentos de toda responsabilidad que se origine, directa o indirectamente, por el uso de este libro.

Nota del Autor: Este libro contiene varios ejemplos de casos e historias de pacientes. Con el objetivo de proteger la privacidad de algunas de las personas mencionadas, hemos cambiado nombres, descripciones y aspectos de sus historias personales para que no puedan ser identificadas. También existen personajes ficticios en las historias de algunos pacientes.

Para descuentos al por mayor,
comuníquese con ventas especiales:
HealthProducts@FLHosp.org | 407-200-8224

Número de control de la Biblioteca del Congreso: 2017931420
Impreso en los Estados Unidos de América
PR 14 13 12 11 10 9 8 7 6 5 4 3 2 1
ISBN-13: 978-0-9904191-0-5

Para ver otros recursos que cambian vidas visite:
FloridaHospitalPublishing.com
CreationHealth.com

Contenido

1. Salud CREACIÓN
La fórmula original para sentirse bien 7

2. Capacidad de elección
El secreto de su éxito 17

3. Reposo
Abandone la vía rápida 27

4. Entorno
Como poner en práctica los principios del paraíso 41

5. Actividad
La verdadera fuente de la juventud 57

6. Confianza en el poder divino
Cómo la fe mejora su salud 73

7. Interrelaciones personales
La intimidad enriquece las relaciones 85

8. Objetividad en la vida
Su mente ayuda a sanar su cuerpo 97

9. Nutrición
A comer bien para obtener sanación y energía máxima 111

10. Salud óptima
Cómo anhelar una vida larga y vivirla al máximo 125

Acerca de los Autores 133
Acerca del Editorial 136
Reconocimientos 139
Citas 140
Recursos 145

¿Qué diría si alguien le ofreciera
una manera de obtener más energía
durante el día?

¿Qué pasaría si pudiera disfrutar
todos los días de una mejor salud?

¿Desea una vida más larga?

¿Desea saber cómo recuperarse más rápido
de las enfermedades?

¿Desea tener relaciones interpersonales
sólidas y llenas de paz?

¿Desea más gozo y paz mental
para cada día?

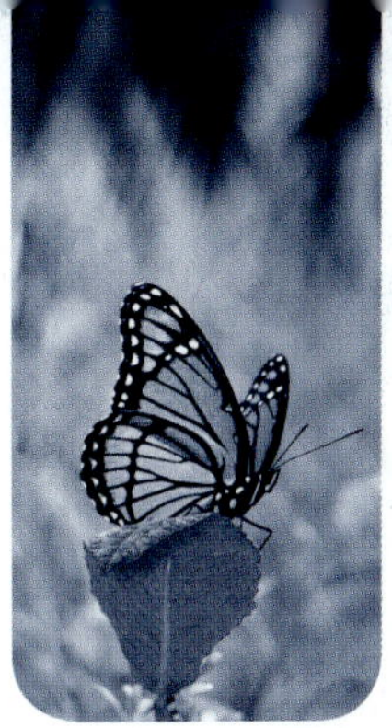

Salud CREACIÓN

CAPÍTULO I

La fórmula original para sentirse bien

ESTE LIBRO PUEDE SER EL MÁS IMPORTANTE QUE USTED lea este año. Le ayudará a vivir su vida al máximo y a renovar su energía y su paz. Las ideas que encontrará aquí podrán transformar su vida *¡para bien!*

Antes de que se ponga nervioso, permítame decirle lo que este libro no hará. No le pedirá seguir una dieta sólo a base de brócoli, correr doce millas diarias ni tomar siestas breves de diez minutos cada hora.

Me gustaría poder decirle que el secreto de la salud óptima consiste en disfrutar de una copa de helado todas las tardes, pero este libro no habla de novedades o extremos. Este libro propone una nueva forma de ver la vida.

¿Parece sencillo? Pues sí lo es, y no lo es. El concepto es sencillo y consiste en ocho pasos hacia una nueva vida que son fáciles de recordar. Como todo lo bueno, el proceso exige compromiso, energía y tiempo, y le brindará recompensas que exceden las riquezas materiales.

¡Usted puede tener una vida mejor! ¡La mejor vida posible!

¿Por qué añorar una vida mejor? ¿Por qué esforzarse para incorporar cambios en su vida cuando tal vez ya está viviendo una vida bastante buena?

Para muchos, la meta será simplemente sentirse mejor todos los días, no enfermarse con tanta frecuencia, bajar de peso, dormir mejor por las noches, disminuir el pulso y aumentar el *coeficiente de optimismo*. Estas son buenas metas, pero la Salud CREACIÓN abarca mucho más que simplemente mejorar su día.

Su vida, cuan más larga y saludable, será de mayor beneficio a las generaciones venideras.

Ya sean sus hijos o sus nietos, los habitantes de esta tierra necesitan lo que sólo usted puede ofrecer, aquello que nadie más puede brindar. Si no hace todo lo posible por vivir una vida mejor y más larga, sus seres queridos podrían perder esos años de gozo que usted pudiera haber usado para animarlos y amarlos.

El objetivo de este libro no es sólo ayudarle a mejorar, sino también motivarle a estar presente para dejar un buen legado.

¡ESTO ES PARA USTED!

Tal vez al abrir este libro, se pregunte, *¿por qué necesito otro libro acerca de la salud? Estoy en buena forma. Me alimento muy bien. Duermo bien. ¿Qué puede ofrecerme este libro?*

Los principios de este libro podrán mejorar su salud sin importar cuán saludable se encuentra actualmente. Si no se encuentra contento con su estado de salud actual, este libro le ayudará a sentirse y verse mejor.

Por otro lado, si usted se siente bien pero le gustaría tener más energía, el plan de Salud CREACIÓN ® le mostrara maneras nuevas de aumentar su vigor y alegrar su corazón. El plan de Salud CREACIÓN hasta puede ayudar a los adolescentes mejorar su salud y autoestima. Y para los que se acercan a los cincuenta, sesenta o setenta (¡o más!), este libro ofrece soluciones prácticas para lograr que cada día sea mejor.

¿Le parece increíble?

Siga leyendo y se convertirá en un creyente al reconocer un modelo realista y factible para vivir. Y nada de lo que lea sonará como la última novedad. Los siguientes ocho principios son tan antiguos como la historia, y han sidos comprobados a través de los siglos.

RELATOS PERSONALES DE ÉXITO

El plan de Salud CREACIÓN no es un plan lleno de conceptos de transformaciones psico-esotéricas y grandilocuentes. Se basa en hechos comprobados, en relatos individuales de cambios, mejoras, nueva energía y paz.

Conocerá a un capellán cuya vida cambió al ser más activo físicamente. Conocerá a un abogado quien hizo un alto y, en el proceso, encontró a su familia. Leerá la historia de un investigador de cáncer quien contrajo la enfermedad y verá cómo su red de amistades cercanas ayudó en su recuperación. Por medio de estos relatos, aprenderá acerca de los principios que también podrán cambiar su vida.

Cuando las personas deciden cambiar sus vidas, cuando se comprometen a tomar decisiones sabias, a gozar de un descanso adecuado, a celebrar lo mejor de su entorno y más, cosas asombrosas suceden.

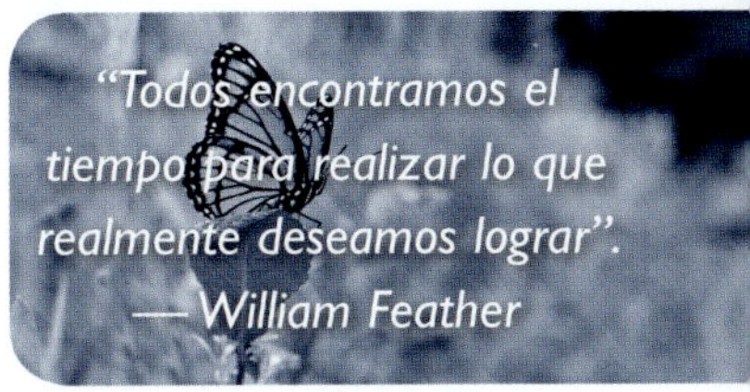
"Todos encontramos el
tiempo para realizar lo que
realmente deseamos lograr".
— William Feather

Este libro habla acerca de personas reales que han superado la depresión, que han perdido peso, que han enmendado relaciones rotas y que finalmente pueden despertar sin temor. Algo importante que aprenderá es lo interconectada que es realmente la vida. Al fin y al cabo, ¿de qué sirve vencer el cáncer si sus hijos lo desprecian? ¿Perder peso para recuperarlo después de los días feriados? ¿Caminar cinco millas a paso ligero pero no saber hacia dónde va en esta vida o en la venidera?

Le haré una promesa acerca de lo que va a leer. Las historias que encontrará en estas páginas no serán de personas que creyeron en curas milagrosas con "un antes y un después". Son relatos de hombres y mujeres quienes decidieron gozar de una salud plena: mental, física, espiritual y social, y siguieron los principios de Salud CREACIÓN para lograrlo.

CÓMO ESTE LIBRO LO PUEDE ENERGIZAR

Primero, espero convencerlo de que existe una mejor manera de vivir la única vida que le ha sido dada.

Segundo, este libro comprobará que ¡usted lo puede lograr!

Y tercero, aprenderá a dominar los ocho principios poderosos que pueden mejorar cada aspecto de su vida.

Descubrirá los estudios científicos en que se basa cada uno de estos ocho principios. Estudios diseñados cuidadosamente y realizados por destacados institutos y universidades, que señalan el camino para disfrutar de la mejor salud posible.

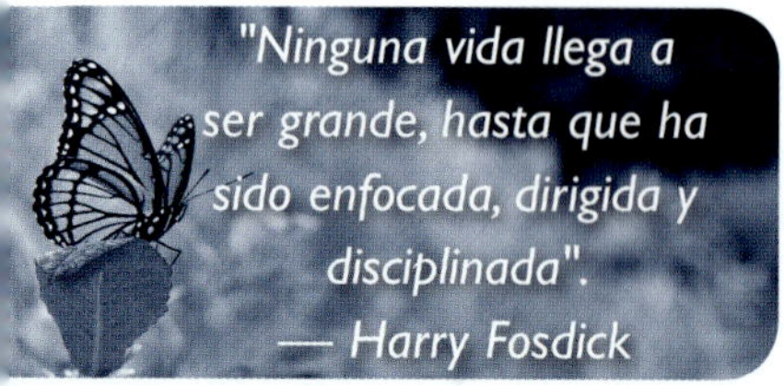

Médicos expertos confiables compartirán herramientas sencillas que podrá utilizar para mejorar su vida desde hoy mismo.

Aprenderá acerca de la mejor forma de alimentarse, hacer ejercicio y crear un entorno armonioso y sanador en su vida. Incluso podría sentir la inspiración de incluir a otros, tal vez a su familia, y comprometerse juntos a incorporar los cambios necesarios para mejorar.

EL ORIGEN DE SALUD CREACIÓN

El Sistema Adventista de Salud surge de la creencia de que Dios desea que gocemos de salud y sanidad. El modelo de salud de Dios se encuentra en la historia de la creación. En siete magníficos días, Dios diseñó un mundo donde los seres humanos gozaban de una vida plena y llena de amor. Lamentablemente, este mundo fue usurpado. El majestuoso jardín de vida se convirtió en una jungla de muerte, y Dios optó por intervenir en persona. Durante treinta y tres años, Él mostró un vistazo del jardín a quienes se encontraban atrapados en la jungla y pasó la mayor parte de su tiempo sanando a los enfermos.

Inspirado por este ejemplo, el Sistema Adventista de Salud construye hospitales para extender el ministerio sanador de Dios a un mundo afligido. Estos hospitales son únicos porque buscan lograr tres objetivos:

1. Tratar a cada persona como un hijo de Dios
2. Sanar la mente, el cuerpo y el espíritu
3. Inspirar a cada paciente a seguir los pasos de la Salud CREACIÓN

Creemos que usted es un regalo especial de Dios y que es nuestro privilegio sagrado cuidarlo en la enfermedad y en la salud. Sabemos que usted puede experimentar una sanación óptima cuando le brindamos el mejor cuidado médico a su cuerpo con la compasión que también calma sus emociones e inspira al espíritu. Esta es nuestra misión y anhelo para usted.

Aunque por más de 100 años los principios de una vida saludable han sido parte de nuestra filosofía, el plan de Salud CREACIÓN surgió hace poco tiempo. Hace unos años, un hospital del Sistema Adventista de Salud enfrentó un reto único. La Corporación Walt Disney soñaba con construir una nueva comunidad llamada Celebration cerca de Orlando en Florida. Una de las metas de Disney para esta comunidad era crear la "ciudad más saludable de los Estados Unidos". Para realizar este sueño necesitaban un socio del cuidado de la salud con una gran visión. Fue entonces cuando entró en escena el Hospital de la Florida.

Basándose en la filosofía del Sistema Adventista de Salud Integral, el cual se deriva de la historia bíblica de la creación, el equipo médico estableció ocho principios para el programa Salud CREACIÓN. Estos principios se pusieron en práctica en la ciudad de Celebration para crear un hospital innovador enfocado en la salud y en la sanación. Los principios de Salud CREACIÓN se incorporaron en la arquitectura del hospital, su cuidado médico, su gimnasio y su servicio de atención al cliente. Descubrimos que seguir los principios de Salud CREACIÓN no sólo cambia vidas sino también trasforma nuestra manera de hacer negocios, ¡para bien!

En la página web *CREATIONHealth.com* encontrará mucho más acerca de la historia de Salud CREACIÓN.

CÓMO FUNCIONA EL PLAN DE SALUD CREACIÓN

Si no le gusta leer o escuchar acerca de cómo Dios diseñó la vida, este libro no le resultará sencillo. Le aseguramos que no vamos a predicar en estas páginas. Pero si usted está convencido de no ser un accidente cósmico, y que tal vez un Creador sabio creó a los seres humanos con diferentes cualidades por alguna razón, y como Diseñador sabio nos dejó algunos "detalles de diseño" a seguir para el cuido, mantenimiento y el buen funcionamiento de nuestra vestimenta en el planeta Tierra... entonces en este libro encontrará mucha información útil y beneficiosa.

La realidad es que, desde el inicio de los tiempos, los seres humanos han sido bendecidos con buenos dones. En algún momento durante la creación, nuestro planeta espectacular comenzó a rebosar de vida: vida que vuela, nada, se arrastra, anda, crece y florece. Muchos creen que en el centro de todo existía un jardín llamado Edén, un refugio que Dios plantó como regalo para Sus primeros dos hijos, Adán y Eva. Junto con su nuevo hogar jardín, uno de los primeros y mejores regalos que se les dio fue una salud abundante y plena, salud física, mental, social y espiritual. Al estudiar con afán la Salud CREACIÓN, aprendemos mucho acerca de cómo sentirnos saludables y vivir una vida duradera y plena. Estos principios establecidos originalmente para nuestro bienestar son eternos.

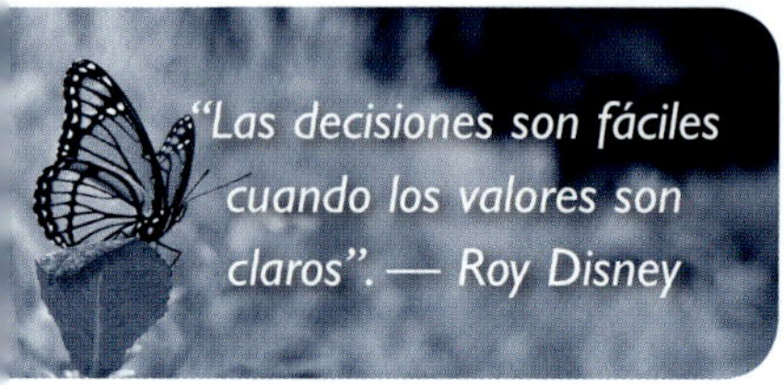

La salud total es mucho más que la ausencia de la enfermedad y sus síntomas. Es vivir consciente en todo momento de que Dios desea que cada ser humano, personas como usted y yo a quienes Él ama y cuida, tenga lo mejor que esta vida ofrece. ¿Habrá algún padre que no desee lo mejor para su hijo? No, y por eso tiene sentido que Dios quiera lo mejor para nosotros. Lamentablemente, como la elección humana a veces provoca desorden en la vida, no todo podrá ser o será perfecto como lo fue una vez. Pero viene bien analizar cuidosamente y aprender de los registros más tempranos de los seres humanos detallados en la Biblia.

Eso fue lo que hizo el equipo de la misión hace años. Después de leer el relato de la creación en Génesis repetidamente y luego de pasar muchas horas considerando el plan de Dios para la salud, el equipo decidió usar Salud CREACIÓN como un acrónimo fácil de recordar que representa la salud plena. Las letras del acrónimo significan:

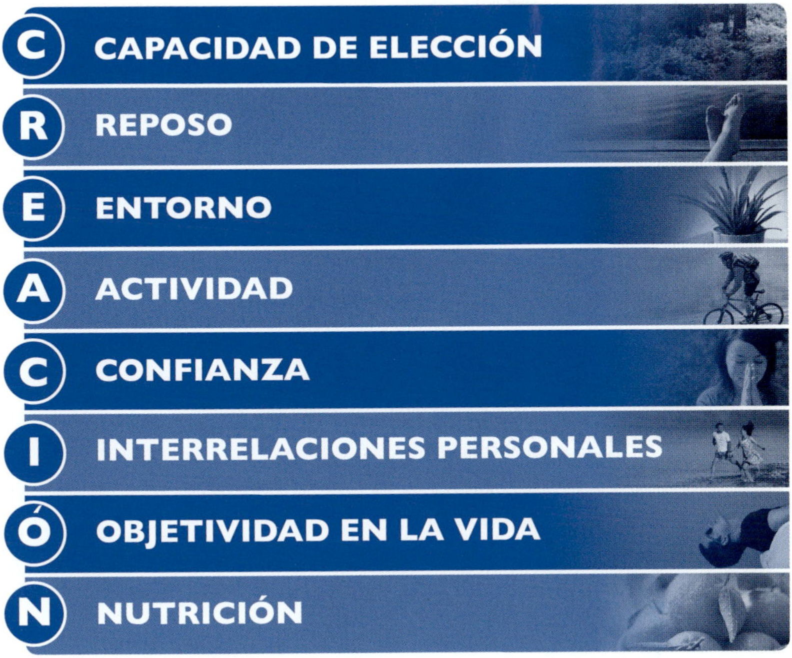
C CAPACIDAD DE ELECCIÓN
R REPOSO
E ENTORNO
A ACTIVIDAD
C CONFIANZA
I INTERRELACIONES PERSONALES
Ó OBJETIVIDAD EN LA VIDA
N NUTRICIÓN

En este libro, simplificamos estos principios en varios pasos fáciles de seguir. Descubrimos que estar convencidos de la receta de Salud CREACIÓN puede restaurar la salud, la felicidad, el equilibrio y el gozo. Estos ocho principios son regalos de Dios para ayudarnos a vivir la vida de acuerdo a Su diseño.

A medida que descubrimos los principios en este libro, hay que tener en cuenta algo importante. Nuestro enfoque en una vida saludable no hace que Dios nos ame más o menos. Vivir una vida saludable no es motivo para jactarse o llenarse de orgullo; es simplemente una humilde respuesta a Su gracia y misericordia que nos motiva a buscar la salud para poder hacer el trabajo que Dios nos asignó. "Porque el reino de Dios no es comida ni bebida, sino justicia, paz y gozo en el Espíritu Santo" (Romanos 14:17, RVR1995), y somos salvos por gracia "por medio de la fe... no por obra, para que nadie se glorie" (ver Efesios 2:8, 9, RVR1960). Así es que vamos en busca de la salud, pero no para ser amados, pues ya lo somos.

¿QUÉ SIGUE?

Antes de pasar al capítulo 2 y tomar el siguiente paso hacia la Salud CREACIÓN, permítame compartir una idea más acerca de la salud y el bienestar.

Todos deseamos vivir sin enfermedad, tener piernas saludables, la vista aguda y la mente ágil. Deseamos ser sanados de todo lo que no es saludable, y preferiríamos no preocuparnos del cáncer, los accidentes o el envejecimiento. Es bueno desear ser saludable.

Pero la Salud CREACIÓN se funda en el bienestar, y el bienestar es más que la salud o la ausencia de enfermedad. El bienestar consiste en tener una buena condición mental, ser físicamente robusto, socialmente integrado y contar con vitalidad espiritual. Se trata de poder confrontar los accidentes, el envejecimiento y la enfermedad con optimismo. Sobre todo, es confiar que un Dios bueno y quien nos ama tiene una "mejor idea" acerca de la vida y está ansioso de ayudarnos a vivir una vida plena, *¡de acuerdo a Su diseño!*

Bienvenidos a Salud CREACIÓN, la receta de Dios para vivir.

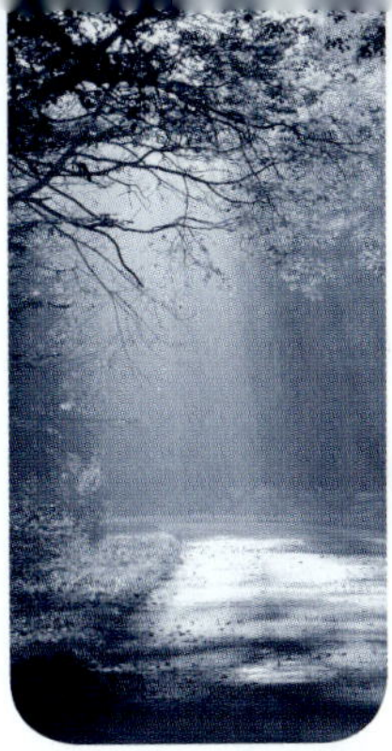

¿VIVE USTED DE MANERA SALUDABLE?

Tome el examen gratuito en línea de Salud CREACIÓN y descúbralo.

¿TIENE 10 MINUTOS DISPONIBLES PARA DESCUBRIR CUÁN saludable es? Vaya al sitio web *www.CREATIONHealth.com*. El cuestionario de Salud CREACIÓN toma sólo diez minutos para completar y le ayudará a determinar las áreas de su salud que requieren mayor atención.

Otros recursos que encontrará en el sitio web:

- Devocionales inspiradores para animarlo
- Conversaciones de Salud CREACIÓN: videos entretenidos de noventa segundos que simplifican la ciencia del bienestar
- Instrucciones para descargar la aplicación de Salud CREACIÓN para mantener su plan de bienestar
- Consejos diarios de salud para seguir adelante
- Libros, videos, seminarios, música, conferencias y otros nuevos recursos para apoyar su estilo de vida saludable

WWW.CREATIONHEALTH.COM

¿Siente a veces que las decisiones de otros le afectan más que sus propias decisiones?

¿Ha tomado decisiones importantes en el pasado que no rindieron grandes resultados?

¿Piensa que su vida está predeterminada por alguien a quien no puede ver y en quien no confía?

¿Puede ver hacia dónde lo conducirán sus decisiones actuales?

¿Cree que heredó mala salud y que no podrá cambiar?

¿Le gustaría empezar hoy a tomar decisiones mejores y más realistas?

La "C" en Salud CREACIÓN representa su Capacidad de elección.

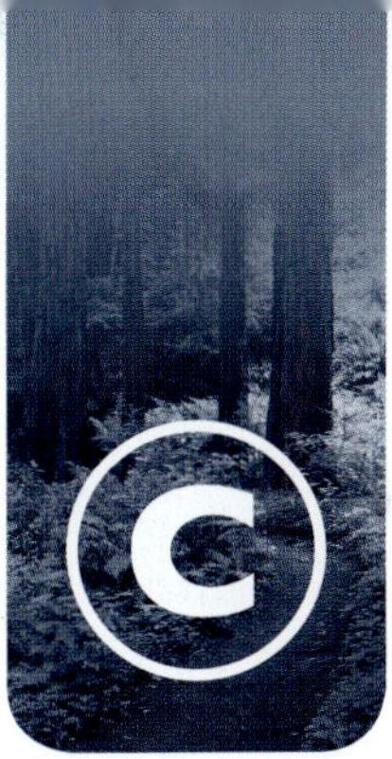

CAPACIDAD DE ELECCIÓN

CAPÍTULO 2

El secreto de su éxito

SOMOS LO QUE ELEGIMOS. ALGUNAS DECISIONES SON importantes para nuestra vida diaria sin ningún impacto moral. Sin embargo, muchas decisiones contienen desafíos morales, opciones poderosas que pueden cambiar la dirección de la vida. La mayoría de estas elecciones no son del tipo que provocan grandes cambios en la vida. Son elecciones de "un grado" que, con el tiempo, nos alejan de la meta que nos habíamos propuesto.

Muy pocas personas inician su vida adulta decidiendo estar fuera de forma y sobrepeso, esperando sufrir un "ataque cardíaco". No despiertan ansiando no saber cómo relacionarse con los demás, mucho menos con sus familiares cercanos. Y la mayoría no decide ignorar a Dios por años para luego, preguntarse por qué Dios parece estar tan lejos en tiempos de crisis.

Pero estos son los resultados diarios hasta que alguien se percata de la necesidad de hacer cambios para evitar las consecuencias inmediatas de una vida caracterizada por malas decisiones.

Si usted decide caminar de San Francisco a Denver en línea recta pero el primer día se aleja medio pie de la línea, ¿a dónde piensa que llegará? Un matemático le podría decir con exactitud que estaría cerca de Wyoming o Nuevo México, según la dirección que haya tomado. Tal vez para usted esto sería lo suficientemente cerca, pero muchos se preguntarían, ¿y ahora qué?

Este libro quiere ayudarle a contestar el "¿y ahora qué?" de su vida y su salud, pues casi todos hemos tomado decisiones en algún aspecto de nuestras vidas que nos alejan de la meta final.

Sí, todos.

Así somos. No podemos evitar desviarnos en ocasión del camino y luego desear haber tomado otro. La clave no es solamente darse cuenta de que transitamos por una calle sin salida; lo importante es regresar al camino que conduce al destino deseado.

Es por esto que se torna esencial tomar (o continuar tomando) en serio el ámbito espiritual de nuestras vidas. Dios se especializa en ayudar a Sus amados, Su creación única, a empezar de nuevo. Le decimos dónde y cuándo y Él está allí, listo para ayudarnos. Pero Dios no transforma nuestras vidas como lo haría un hada madrina, agitando una varita mágica para mejorarlo todo. Su método es primero acercarnos a Sí mismo, y entonces nos ayuda a tomar decisiones que nos edifican y comienzan a desarrollar las características necesarias en nuestro ser.

Además, Él no nos abandona sin el poder diario para tomar decisiones óptimas en cuanto a la salud. Como Dios sabe, las decisiones saludables producen personas saludables. Más adelante hablaremos acerca de este aspecto del plan de Salud CREACIÓN. Por el momento, esperamos que esto lo llene de esperanza: usted no tiene que depender de su propia fuerza al tomar decisiones. Existe una fuente de poder que está esperando a que usted se conecte.

APOYO CIENTÍFICO PARA LA CAPACIDAD DE TOMAR DECISIONES

La Dra. Mette Andresen dirigió un grupo de investigadores daneses a examinar el efecto de la libertad de elegir actividades en la calidad de vida de residentes de hogares para ancianos. Su investigación reportó un impacto positivo, en general, cuando los residentes sienten autonomía sobre sus decisiones. Hacen falta más estudios sobre las implicaciones de esta investigación para cambiar la filosofía y el cuido que se provee en hogares de ancianos.[1] Este estudio siguió las investigaciones previas de Rodin y Langer, quienes examinaron cómo la capacidad de elegir afecta a las personas mayores confinadas a un hogar de ancianos. El resumen de su informe dice: "Se seleccionaron dos pisos de un hogar de ancianos. A un grupo se le dijo que el personal estaba allí para ayudarlos. A pesar de las atenciones, el 71 por ciento empeoró en sólo tres semanas. En el otro piso, donde fueron exhortados a tomar decisiones por sí mismos, los residentes mejoraron, siendo más activos y felices. Estaban más alertas mentalmente y participaron más en las actividades".[2]

No importa la edad, cuando se toman decisiones, uno asume responsabilidad y ejerce un grado de control. Esto tiene un gran impacto en el progreso de las enfermedades. El científico Dr. J. M. Koolhaas y su equipo encontraron que aún los animales de laboratorio responden de manera diferente según su capacidad de controlar sus circunstancias.[3]

"Son nuestras decisions y nuestros actos las que nos hacen quienes somos".
— Kenneth Patton

Cuando están expuestos a la adversidad, los animales que eligen parar el estrés son menos propensos a sufrir los efectos adversos comparados con los animales que están indefensos.[4] Lo mismo sucede con las personas. En ocasiones, las circunstancias dejan poco bajo nuestro control. Pero uno siempre puede decidir la actitud que adoptará y en qué centrar su atención.

Por ejemplo, los medicamentos que se utilizan para apaciguar el dolor crónico pueden ser adictivos. Por esta razón, los médicos necesitan controlar y monitorear el uso de tales drogas cuidadosamente. Sin embargo, los investigadores encontraron que la ansiedad en cuanto a la disponibilidad del medicamento empeora el dolor en algunos pacientes. Ante una decisión controversial, en algunos hospitales se les permitió a los pacientes administrar su propio medicamento cuando lo necesitaban. En vez de usar más, como se esperaba, los pacientes tomaron menos medicamentos.[5] No se hizo nada nuevo para aliviar el dolor, pero los pacientes ya no se preocupaban de si la enfermera iba a escuchar su petición o si los medicamentos estaban disponibles. Simplemente tener la opción de elegir fue suficiente para mejorar el dolor.

HÁGASE CARGO DE SU SALUD

Hace unos años, un joven médico llegó al hospital Celebration Health, el "hospital del siglo veintiuno". Se encontraba con sobrepeso severo y empezó a tener problemas del corazón. Como su familia tenía un historial de enfermedades del corazón, naturalmente estaba preocupado. Su esposa y él acaban de tener un bebé, y adorando a su niña, él deseaba estar a su lado y verla crecer.

Cuando comenzó a tener síntomas cardíacos, el médico decidió que ya era hora de asumir la responsabilidad por su salud. Finalmente decidió ir a nuestro gimnasio e iniciar un programa de ejercicio. Con el tiempo, perdió más de cuarenta libras y empezó a transformar el futuro de su salud.

Un día lo vi en el gimnasio y le dije, "¡Hombre! Te ves totalmente diferente. ¿Qué te ha sucedido?"

"Te tengo que contar", dijo. "Una noche mi niña se subió a mi regazo y por primera vez comprendí que yo quiero ver crecer no sólo a mis hijos sino también a mis nietos.

> *"Opten por mi instrucción, no por la plata; por el conocimiento, no por el oro refinado..."*
> *— Proverbios 8:10, NVI*

"Ese día caí en cuenta de que si quería verlos, tendría que elegir un destino diferente al de varios de mis familiares. Para conservar mi salud, iba a tener que tomar decisiones saludables.

"Al principio fue muy difícil, pero luego se convirtió en un nuevo estilo de vida. Mi alimentación y mi vida han cambiado y me siento diferente. A no ser que suceda algún accidente inesperado, pienso que veré a mis nietos y disfrutaré de su compañía al igual que gozo de mis hijos".

LA CAPACIDAD DE ELECCIÓN CONFIERE DIGNIDAD HUMANA

La capacidad de elegir es nuestra facultad más importante y un regalo de gran valor. Viktor E. Frankl, quien sobrevivió el holocausto, escribió, "La última de las libertades humanas [es]... decidir su propio camino".[6]

Aunque sus compañeros de prisión y él no podían controlar su entorno, podían controlar sus reacciones, y Frankl notó que esta capacidad de elección a menudo hacía la diferencia entre la sobrevivencia y la muerte, entre la desesperación y la persecución.

Nuestra habilidad para tomar decisiones es uno de los regalos más trascendentales que posee el ser humano. ¿Ha notado cómo las personas se desalientan cuando no tienen alternativas? Se sienten como víctimas y piensan que sería inútil tratar de cambiar su situación. Mas cuando se sabe que, en toda circunstancia, uno siempre tiene la capacidad de elegir, este conocimiento es sumamente poderoso. Los terapistas y consejeros trabajan arduamente para ayudar a sus clientes a comprender esta realidad, ya que es fundamental para la recuperación.

¿Cuán importantes son las decisiones que tomamos?

Algunas decisiones no tienen consecuencias duraderas, como el color a vestirse para ir al trabajo (¡a menos que su jefe acostumbre a despedir a quienes se visten de morado!). Sin embargo, otras decisiones pueden tener consecuencias que perduran por el resto de nuestras vidas. Las investigaciones demuestran que muchas de las causas de muerte hoy en día, enfermedades del corazón, hipertensión, obesidad, diabetes y algunos tipos de cáncer, son el resultado directo de las elecciones del estilo de vida. En muchos casos son enfermedades provocadas por la falta de actividad física y el exceso de comida. Por lo tanto, muchas de estas condiciones se pueden prevenir o eliminar con elecciones más saludables en el estilo de vida.

Cuando se trata de nuestra salud física, nuestras decisiones hacen una gran diferencia.

LA CAPACIDAD DE ELECCIÓN ES UN REGALO DE DIOS

Dios nos dio la opción de elegir desde el principio, aunque sabía que no siempre elegiríamos lo mejor.

En el jardín del Edén, Adán y Eva tenían una gran cantidad de opciones saludables: frutas y vegetales para nutrirse, el trabajo físico para fortalecer sus cuerpos y una relación con el Creador para nutrir sus almas. Pero

Dios también les dio otra opción. "Dios el Señor tomó al hombre y lo puso en el jardín del Edén para que lo cultivara y lo cuidara, y le dio este mandato: 'Puedes comer de todos los árboles del jardín, pero del árbol del conocimiento del bien y del mal no deberás comer. El día que de él comas, ciertamente morirás'" (Génesis 2:15–17, NVI).

El árbol prohibido representa todas las opciones disponibles para Adán y Eva que perjudican la salud física, espiritual, social y emocional. Elegir esta opción, comer del árbol, resultaría en una vida inferior a lo que Dios deseaba para ellos. A fin de cuentas, la consecuencia sería doble: la muerte física y la separación de Dios, una consecuencia a corto plazo, y otra a muy largo plazo.

Dios no ocultó esta opción de los primeros seres humanos ni pretendió que no existía. Él los creó por amor como agentes moralmente libres, capacitados para escoger el plan de Dios o sus propios caminos. Si usted es padre, entonces sabe que el amor insuperable con que uno puede amar a sus hijos, especialmente al ellos crecer, consiste en darles la libertad de elegir su propio camino. Esto es lo más difícil que experimenta un padre, permitir a su hijo elegir sabia o equivocadamente, pero es absolutamente necesario para proteger la dignidad de sus vidas.

La capacidad de elección se encuentra en el centro del plan maravilloso de Dios para nuestra salud, tanto en este mundo como en el venidero.

USTED TIENE UNA OPCIÓN

Dios declara enfática y claramente que Él quiere que usted tenga capacidad de elegir. No importa su genética o la condición de su entorno, usted puede seguir un estilo de vida saludable. Puede participar en su propia sanación y ser parte del proceso de restauración. Dios le nombró como el administrador de su propio cuerpo. ¿Recuerda cómo Dios siempre rodeó a Adán y a Eva de amor aún después de ellos elegir opciones dañinas a su salud?

Observe lo que sucedió cuando comieron de la fruta prohibida, cuando empezaron a darse cuenta del costo de sus decisiones y se sintieron agobiados por la culpa. "El hombre y su mujer [Adán y Eva] oyeron la voz de Dios el Señor, que iba y venía por el huerto, con el viento del día;

entonces corrieron a esconderse entre los árboles del huerto, para huir de la presencia de Dios el Señor" (Génesis 3:8).

Note algo asombroso en esta descripción. Dios mismo caminaba por el jardín en busca de Sus hijos. Aunque sabía lo que había sucedido, Él deseaba continuar la relación. No les dio la espalda. El relato bíblico describe a Adán y a Eva escondiéndose. Luego de ir en su busca, Dios tuvo que informarle a la pareja las consecuencias de sus actos. Pero también les aseguró que aún tenía un plan que los conduciría a la vida. Su prioridad siempre fue el bienestar de Sus hijos.

BUENAS ELECCIONES, BUENA INFORMACIÓN

El manejo de su salud es un reto determinado por sus elecciones diarias. El Health Institute [Instituto de la Salud] en Washington, DC, afirma que el cambio de comportamiento está relacionado con lo que entiende la persona acerca del riesgo, el beneficio y la oportunidad.[7] Para tomar decisiones duraderas, se necesita estar más consciente de las opciones y sus consecuencias.[8] Hágase las siguientes preguntas:

- ¿Realmente deseo cambiar?
- ¿Por qué el cambio es tan importante para mí ahora?
- ¿Cuáles son todos los beneficios si tomo decisiones sabias de salud?
- ¿Cuáles son los riesgos cuando no tomo buenas decisiones de salud?

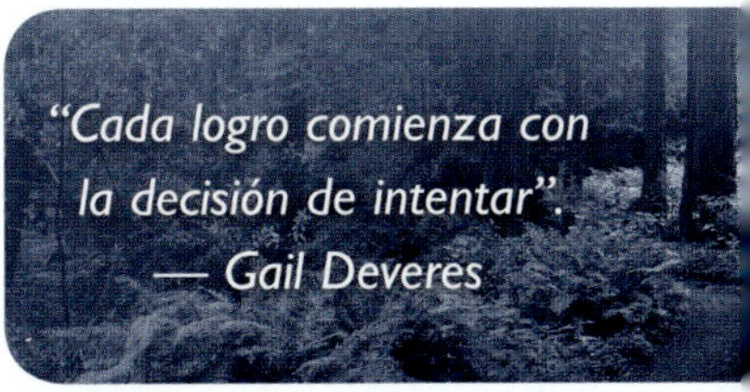
"Cada logro comienza con la decisión de intentar".
— Gail Deveres

Uno de los factores más importantes para tomar buenas decisiones es tener buena información. Mientras más lea y comprenda acerca de su salud, más dispuesto estará a cambiar.

A veces, tener conocimiento y fuerza de voluntad no es suficiente. ¿Cuán a menudo ha hecho resoluciones de Año Nuevo que se esfuman y mueren al mes? El Dr. David Katz de Yale School of Medicine afirma que se requiere "una trayectoria razonable" también.[9] En otras palabras, si la dificultad de hacer cualquier cambio excede su motivación, no cambiará su comportamiento. (Todos hemos escuchado historias de personas que no utilizan su membresía a un gimnasio porque les queda muy lejos.)

La idea de hacer cambios saludables puede parecer abrumadora, pero no es imposible. La capacidad de elección es el fundamento de una vida equilibrada y saludable. Los otros siete principios de Salud CREACIÓN funcionan sólo cuando comprendemos que nuestra capacidad de elección es un regalo y la usamos bajo la dirección de Dios.

¿Qué piensa de esto? ¿Le gustaría tomar decisiones saludables desde este momento? Puede comenzar ahora mismo a tomar pasos positivos que cambiarán por completo su vida física, espiritual, social y emocional. Permítame alentarlo a decidir vivir cada día la vida para la cual Dios lo creó. Usted puede iniciar el trayecto que lo conducirá a un destino mejor de lo que se imagina.

PASOS PARA LOGRAR EL ÉXITO

Aquí tiene cuatro pasos prácticos para agilizar el éxito de su *Capacidad de elección:*

ELEGIR: El primer paso para vivir una vida saludable y equilibrada es tomar la decisión de que esto es lo que quiere hacer. A menos que sea parte del 10 por ciento de las personas más disciplinadas del planeta, su compromiso a vivir una existencia equilibrada y saludable será una elección diaria. ¿Por qué no optar por leer y seguir un capítulo de este libro cada semana durante ocho semanas? ¡Esto puede cambiar su vida!

OBSERVAR: En cuanto decida que la receta de Dios para vivir es la opción correcta, observe la integridad de su vida. ¿Qué aspectos le impiden gozar de una salud plena? ¿Cuáles podrá equilibrar inmediatamente? ¿Cuáles tendrán que esperar y ser "metas a largo plazo"?

> *"El principio más fuerte del crecimiento humano radica en la capacidad de elegir".*
> *— George Eliot*

PRIORIZAR: Observe las áreas que están desequilibradas y elija sus prioridades. Sería maravilloso poder arreglarlo todo inmediatamente, pero así no funciona este proceso. Elija un área (no más de dos) para enfocar su atención. Por ejemplo, si se encuentra fuera de equilibrio en el área del descanso, ¿qué decisiones está dispuesto a tomar para descansar más? Si su primera prioridad es vivir una vida más activa, ¿está dispuesto a levantarse temprano para ir a caminar? Los cambios saludables requieren esfuerzos conscientes; por lo tanto, comience con pasos sencillos y razonables. Esto ayudará a eliminar muchas barreras y lo encaminará hacia el éxito.

ACTUAR: Una vez que haya establecido sus prioridades, ¡es tiempo para fijar metas y poner manos a la obra! No trate de equilibrarlo todo en cuestión de horas. Elija metas razonables a corto plazo que podrá lograr hoy. Por ejemplo, si su meta es comer de manera más saludable, decidir "no comer pastel de chocolate nunca más" probablemente no funcionará. Pero elegir comer pastel sólo una vez por semana sería un buen paso a lograr su meta nutricional. Mantenga sus metas sencillas y factibles, y se capacitará para el éxito.

¿Está de prisa a menudo?

¿Duerme usted menos de siete horas por noche?

¿Se siente abrumado o fuera de control con frecuencia?

¿Reacciona excesivamente por cosas pequeñas?

¿Le brinda toda su atención a las personas más importantes de su vida?

¿Necesita algunas ideas para descansar más de su trabajo?

La "R" en Salud CREACIÓN representa reposo

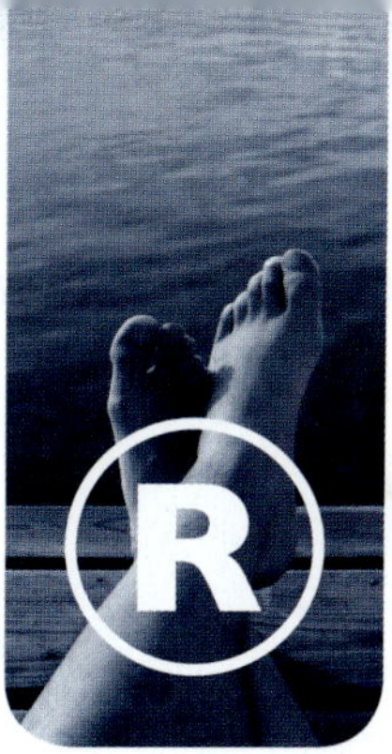

REPOSO

CAPÍTULO 3

Abandone la vía rápida

¿CONOCE EL MARAVILLOSO Y DULCE PLACER DE detenerse y deleitarse en un buen descanso? Ese es el regalo que Dios puso en práctica cuando reposó en el séptimo día de la creación. Y Él no descansó simplemente porque ya no tenía cosas que crear. Fue un día de reposo establecido a propósito para enfatizar su importancia.

¿Cómo lograremos comprender el valor del reposo? El primer paso consiste en ampliar nuestros horizontes de lo que abarca el verdadero reposo.

El reposo puede consistir de una siesta revitalizadora de diez minutos, un respiro de veinte segundos u ocho horas de un descanso maravilloso. Ya sea corto o largo, el reposo energiza a los agotados y restaura a los quebrantados. El reposo reemplaza el cansancio, el agotamiento y la fatiga y provee paz, energía y esperanza. Tal vez es por esto que Dios nos mostró la importancia de un día entero de reposo. Como sabía que trabajaríamos arduamente durante la semana, Dios separó todo un día en el cual nos podemos conectar a Su poder, un tiempo reservado para llenarnos de Dios y enfrentar la siguiente semana equipados con mejor salud.

Dios nos exhorta por medio del reposo, diciendo, "Pasemos un poco de tiempo juntos – tú y Yo".

APOYO CIENTÍFICO PARA EL REPOSO

Los investigadores Bryant, Trinder y Curtis encontraron que la falta de sueño perjudica al sistema inmunológico. En otras palabras, "…hay una relación recíproca entre el dormir y la inmunidad. Esta relación es importante ya que la calidad y la cantidad promedio de sueño ha disminuido en la población en las últimas décadas".[10]

El estrés diario tiene mucho que ver con esta reducción. Para cada acción existe una reacción opuesta e igual. Más que una ley de física, este concepto es un requisito para la salud óptima. El estrés es parte de la vida diaria y no va a desaparecer. Aunque en ocasiones se tiene muy poca influencia sobre circunstancias angustiosas, uno siempre puede incorporar períodos de reposo y recuperación. El estrés tiene sus beneficios. Por ejemplo, el estrés motiva cambios y crecimiento, pero el cambio ocurre durante los periodos de recuperación. Los atletas exitosos hacen de la recuperación una parte esencial de su entrenamiento; si no fuese así, los músculos nunca lograrían su potencial máximo. De la misma manera, el descanso debería ser parte de su rutina diaria para protegerlo de la enfermedad. El reposo y la recuperación equilibran el estrés. Sin este "R&R", nunca logrará tener una salud óptima.

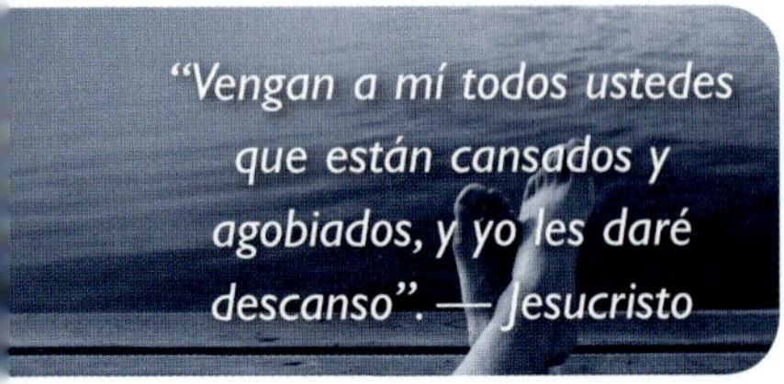
"Vengan a mí todos ustedes
que están cansados y
agobiados, y yo les daré
descanso". — Jesucristo

Existen otras maneras para reposar además del sueño. Una opción es recibir un masaje relajante. Este tipo de reposo puede ser más que un interludio tranquilo en su vida agitada. También puede ser un ingrediente esencial para la buena salud. La Dra. Tiffany Field de la Universidad de Miami demostró que los bebés prematuros que recibieron un masaje suave varias veces al día desarrollaron reflejos y crecieron más rápidamente, y manifestaron ventajas cognoscitivas al compararlos con los bebés prematuros sin contacto físico.[11] La piel es el órgano más grande del cuerpo. Al ser tocada, la piel libera endorfinas que combaten el dolor y produce la hormona de crecimiento que estimula al sistema inmunológico.

Los que buscan sanar y no sólo ser mimados muchas veces incorporan un masaje relajante a su rutina semanal. Las parejas pueden darse masajes uno al otro. Las madres pueden darles masajes de espalda o de pies a sus niños y adolescentes. Aunque hay buenos libros que enseñan técnicas, no hay que ser un profesional para dar un buen masaje. Simplemente use movimientos largos y circulares; agregue un poco de loción o aceite tibio, y el que reciba el masaje estará agradecido… y encantado. Es así de sencillo.

ABANDONE LA VÍA RÁPIDA

Vivimos en una sociedad sobre estimulada.

El mundo a nuestro alrededor busca añadir más y más a cada periodo de veinticuatro horas. Los negocios marchan a un ritmo cada vez más acelerado. No importa dónde estemos en el globo, podemos recibir llamadas, fax, correos electrónicos y entregas al día siguiente que demandan nuestra atención. Tal vez sentimos que debemos responder de igual manera para estar al día. Y la sobrecarga no es únicamente en los medios de comunicación. Nuestros calendarios también están sobrecargados con actividades beneficiosas para los chicos. Tenemos más actividades buenas para escoger que nunca antes, ¿pero deberá una familia hacerlas todas?

Cuando finalmente nos sentamos para relajarnos, la estimulación aumenta. Antes teníamos solamente trece canales de televisión para elegir; hoy día, compiten por nuestra atención de sesenta a seiscientos canales, y vienen más de camino. ¿Y qué sucede durante la noche? Nuestro descanso tampoco es óptimo.

De acuerdo con el Dr. James B. Maas de la Universidad de Cornell, más de cien mil millones de estadounidenses sufren de la privación del sueño.[12] Más del 40 por ciento de los estadounidenses duermen menos de seis horas por noche, y uno en tres tiene tanto sueño durante el día que esto interfiere con su rendimiento y actividades al menos dos a tres días cada mes. ¿Y sabe algo más? El estrés es la causa número uno del sueño inadecuado.

Considere estos ejemplos familiares:

Un corredor de bolsa de valores intercambia una noche entera de sueño placentero por siestas intermitentes entre transacciones al tratar de seguir frenéticamente las actividades del mercado alrededor del mundo.

Una joven madre acepta el turno de la noche para poder cuidar de sus hijos durante el día. Dice que su vida es agotadora y habla del sueño con las ansias de un mendigo describiendo la comida. Pero al trabajar ochenta horas por semana pone en riesgo su salud, su sanidad y su matrimonio. Al ir tras su deseo de la buena vida, ésta la encarcela cruelmente con una sentencia de trabajo arduo.

EL SÍNDROME DE NEMO, UNA HISTORIA DE PECES

Las dos bellas peceras donadas por Tony y Sonya Nicholson transformaron la atmósfera del vestíbulo de un hospital local. En vez de un entorno ajeno y hostil que intimidaba a los niños, se convirtió inmediatamente en un lugar encantador. En especial, el radiante pez payaso atrajo a los chicos. Se escuchaba con frecuencia a algún niño exclamar, "¡Mira, mami, es Nemo!"

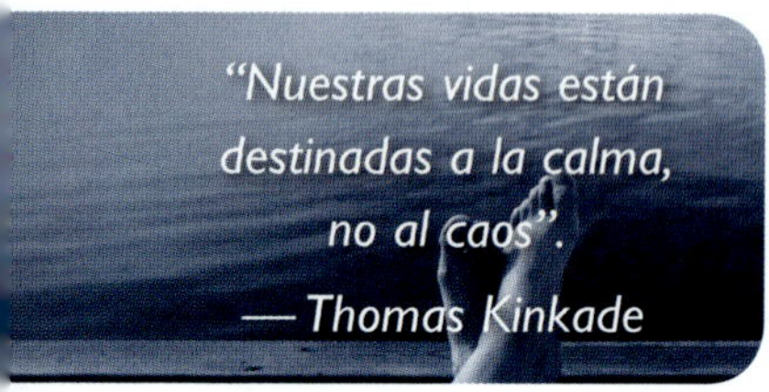

Pero al cabo de una semana los peces empezaron a morir, y cada dos o tres días había que reemplazar a "Nemo". El personal llamó a los expertos en peceras, pero fue difícil identificar el problema. Finalmente uno de ellos preguntó, "¿Están las luces siempre encendidas en esta área del hospital?" La respuesta fue positiva. "Tal vez ese es el problema", respondió. "Los peces necesitan la oscuridad para poder descansar". El personal comenzó a apagar las luces de la pecera durante la noche. ¿Y el resultado? ¡Nemo vivió!

Este mundo sobre estimulado con localizadores, teléfonos celulares, televisores, radios y reproductores de música puede causar el "síndrome de Nemo". La falta del descanso puede acortar la vida. La solución: dormir al menos siete horas por noche, pasar tiempo a solas con Dios en la mañana, hacer una pausa al mediodía para orar y reservar un día a la semana para conmemorar el amor, un sabático semanal para refrescar su canción.

EN BUSCA DEL EQUILIBRIO

Con cada latido, nuestros corazones nos enseñan la importancia de respetar los ritmos naturales y la necesidad de equilibrar el trabajo y el reposo. Si usted vive hasta los setenta años de edad, su corazón palpitará 2.5 mil millones de veces y bombeará más de un millón de barriles de sangre por todo su cuerpo. Es importante destacar que entre cada latido, el corazón descansa. Este período de descanso le permite al corazón recargarse para poder producir el siguiente latido.

De la misma manera, usted y yo necesitamos tiempo para "recargar". El reposo es esencial. La comunidad médica comprende este principio y son testigos diarios de lo que sucede cuando se ignora. Los órganos sobre estimulados eventualmente se apagan. Esto quiere decir que dejan de funcionar y mueren.

Kathy, una enfermera del laboratorio de cardiología, compara nuestra necesidad de reposo con el ritmo del corazón. "Todos nuestros pacientes", dice Kathy, "reciben un electrocardiograma [ECG], que es un registro eléctrico de los latidos cardíacos. El ECG revela el ritmo del corazón y su latir, que es la base misma de lo que hacemos. Me gusta comparar el ritmo cardíaco con la forma en que Dios nos formó. Cada onda trazada en el ECG representa un latido del corazón, y la línea que separa cada latido es un tiempo de reposo. Así funciona también nuestra vida. Después de un día muy agitado necesitamos descansar. Es necesario dormir para permanecer saludables".

Kathy dice que constantemente tratan de enseñar a sus pacientes cardíacos a reservar tiempo diariamente para descansar, relajarse y rejuvenecerse. ¿Y qué sucede con aquellos que están atravesando un trastorno emocional? Las personas que atraviesan una tragedia o pérdida, aunque aparenten no estar activas, se sienten exhaustas y necesitan más descanso. La aflicción es trabajo y nuestro cuerpo percibe que necesita más reposo en los momentos de agotamiento en la vida. Los cuáqueros tienen un proceso llamado "centrarse". Se refiere a una calma y quietud interna que podemos lograr, un lugar de reposo interior que podemos visitar (con la práctica) cuando la vida pierde su equilibrio.

Dios instaló el ritmo del descanso dentro del mismo pulso del cuerpo humano al incorporar el reposo en cada latido de su corazón – todos los días de cada semana. ¿Por qué no salirse de la vía rápida y gozar del dulce reposo?

LA ZONA DE DESCANSO

En este mundo estresado lleno de familias quebrantadas donde miles visitan las salas de emergencia a diario cuando su estrés desemboca en una crisis de salud, necesitamos desesperadamente el reposo que Dios nos ofrece. A continuación he parafraseado la invitación famosa de Jesucristo en Mateo 11:28, "Venid a mi todos los que laboran hasta quedar exhaustos, y les daré reposo".

HeartMath es una organización creada por un grupo de científicos dedicados a enseñar a las personas a sincronizar su sistema circulatorio, respiratorio y nervioso para obtener la salud óptima. Su enfoque es enseñar actividades sencillas que se pueden realizar en el momento para devolverle al cuerpo el equilibrio.

HeartMath nos exhorta a tomar descansos reparadores. Hasta una pausa de cinco minutos impacta el funcionamiento de su cuerpo y le ayuda a sentirse mejor. Respire profundo, relaje su mente con pensamientos de paz y ore. Tales períodos de reposo tendrán un impacto profundo en su cuerpo y rendimiento.[13] La investigación demuestra que cuando estamos sincronizados, la presión sanguínea baja, las hormonas del estrés disminuyen, aumentan las hormonas que rejuvenecen y se obtiene claridad y calma.[14]

En resumen, los beneficios del descanso se hacen sentir en el cuerpo humano. Esto es de suma importancia cuando se afronta una crisis, ya que el reposo nos capacita para poder dar el máximo y prevalecer. Los atletas llaman a esto estar "en la zona" – ¡la zona de descanso! En el sitio web HeartMath.com encontrará más información acerca de este increíble método de reposo.

USTED SE MERECE UN SABÁTICO

La ciencia no descubrió nuestra necesidad de un ciclo de reposo. El reposo ha sido parte del plan de Dios desde el principio. Él estableció un espacio de tiempo al final de cada semana para la restauración espiritual y física.

El libro de Génesis cuenta cómo Dios proveyó para este reposo. Durante un período de seis días, Dios creó todas las cosas en nuestro planeta, desde los grillos hasta los cocodrilos, desde los hongos hasta los mangos. También creó a los primeros seres humanos.

Fue una semana de trabajo extraordinaria, y Dios lo sabía. "Dios vio todo lo que había hecho; y era bueno...", (Génesis 1:31, NBLH). Todo era bueno en verdad. Todavía hoy estamos descubriendo la sorprendente manera en que Dios creó a las criaturas más diminutas, seres vivientes tan pequeños que sólo podemos verlos a través de un potente microscopio.

Luego de esos seis días, observe lo que ocurrió: "Así quedaron terminados los cielos y la tierra, y todo lo que hay en ellos. Al llegar el séptimo día, Dios descansó porque había terminado la obra que había emprendido" (Génesis 2: 1, 2, NVI).

¿Qué pasó ese día? ¿Estaba Dios agotado por su trabajo?

Probablemente no. Más bien ejemplificó y estableció un ritmo de reposo en nuestro ciclo semanal. Al igual que el ritmo de nuestros corazones, este ciclo es parte de la naturaleza: latido, reposo, latido, reposo. Dios creó una isla de reposo en nuestro océano de trabajo.

Dios enfatizó esto al darle al mundo los muy conocidos Diez Mandamientos desde el Monte Sinaí. Entre estos principios morales básicos, existe uno que decreta el reposo. El cuarto mandamiento dice: "Te acordarás del día de reposo, y lo santificarás. Durante seis días trabajarás y harás toda tu obra, pero el día séptimo es de reposo en honor del Señor tu Dios. No harás en él ningún trabajo. Ni tú, ni tu hijo, ni tu hija, ni tu siervo, ni tu criada, ni tu bestia, ni el extranjero que viva dentro de tus ciudades" (Éxodo 20: 8-10).

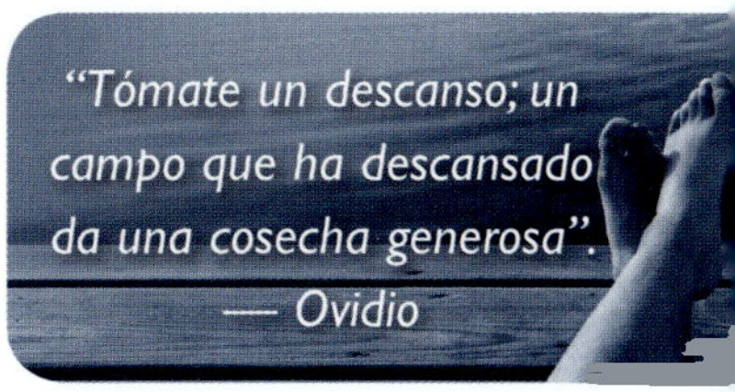

En otras palabras, Dios declara, "¡Buenas noticias! No tendrán que trabajar en este día y no deben sentirse culpable por ello. Este es un día de reposo".

De paso, preste atención a algo muy interesante en cuanto al ciclo semanal de actividad y reposo. La semana de siete días es la única parte de nuestro calendario que no corresponde a algún ciclo astronómico. Piense en esto.

Tenemos el año, el tiempo que le toma a la tierra girar alrededor del sol. Tenemos el mes, el período de una luna llena a la otra. Y tenemos el día de veinticuatro horas, el tiempo que tarda la Tierra en girar una vez sobre su propio eje.

¿Y la semana, dónde se originó? La naturaleza no tiene ciclos de siete días que se repiten una y otra vez. No obstante, prácticamente todos en la Tierra disponemos de una semana de siete días.

¿Por qué?

La semana es un obsequio de Dios para todos nosotros. Desde el comienzo de la creación, ha sido un vínculo directo al Dios que creó la vida en nuestro planeta. En el punto culminante de esa primera semana, Dios reposó. Así estableció Dios un día en el cual podemos sentir el amor, una práctica que engendra la salud.

DESCUBRA EL VERDADERO REPOSO

Uno puede reposar de muchas maneras: por medio del sueño, el relajamiento, la meditación, la oración, la adoración, y también encontramos reposo en algunas relaciones. Yo he descubierto que el verdadero reposo proviene de una persona divina, y esa persona es Jesucristo. Hay otros que también han descubierto lo mismo.

Scott: Del estrés al reposo

El Dr. Scott Brady, un médico que usa los principios de Salud CREACIÓN en su práctica médica, relata su experiencia personal del estrés al reposo.

"Llevaba casi cinco años de casado con mi esposa", cuenta el Dr. Brady. "Las cosas marchaban bien y tuvimos nuestro primer hijo. Yo estaba estudiando para mi examen de certificación y ambos trabajábamos a tiempo completo. Entonces empecé a sentir síntomas físicos: dolores de espalda, dolores de cabeza, y malestar estomacal. Los medicamentos no ayudaban. Consulté a seis o siete médicos, recibí varios diagnósticos diferentes, muchas radiografías y terapia física. A pesar de esto, empeoré a tal punto que recibía como diez inyecciones en la espalda cada dos semanas para poder mantenerme de pie, y dormía sólo dos o tres horas por noche.

"Realmente mi condición estaba afectando a mi familia. Pronto empecé a percatarme del estrés y las emociones que existían tras mi dolor físico. Cuando comencé a reconocer las emociones que se acumulaban dentro de mí como un volcán, el dolor empezó a desaparecer. Dios adquirió mayor importancia en mi vida al darme cuenta que lo necesitaba más y más. Necesitaba reposar en Su gracia".

Así como Scott lo descubrió, a veces el dolor crónico y la enfermedad no son el resultado de la genética o factores físicos, sino que se originan en problemas emocionales y espirituales. Reconocer estos problemas es el primer paso para encontrar el reposo que Dios desea para cada uno de nosotros. Para aprender más sobre la historia del Dr. Brady y cómo ha ayudado a un sinnúmero de pacientes a superar el dolor crónico – el dolor de espalda, las migrañas, la fibromialgia, el dolor del nervio ciático, el síndrome del intestino irritable, el insomnio y mucho más—consulte su libro *Pain Free for Life: The 6-Week Cure for Chronic Pain without Surgery or Drugs* [Sin dolor de por vida: La cura en seis semanas para el dolor crónico sin cirugía ni medicamentos].[15]

La ansiedad y el temor son lo opuesto al reposo. La vida está llena de retos, desde problemas financieros hasta conflictos personales. Estas situaciones nos confrontan en el hogar, en el trabajo y en el ámbito social, y pueden causar el agotamiento físico, mental y espiritual.

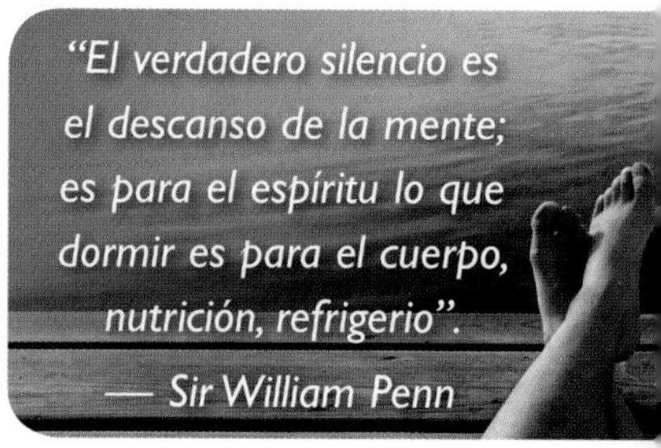

Necesita estar libre de estas cargas. Necesita reposo tanto emocional como físico. Es por esto que Dios lo invita a dejar todo en Sus manos, y Él le dará reposo.

Steve: Más espacio en mi vida

Un exitoso joven abogado llamado Steve notó que su apretada agenda estaba pasando factura a su salud.

"Estaba viviendo una vida muy, muy ocupada, a veces trabajaba hasta setenta horas por semana", cuenta. "Aproximadamente una vez al mes tenía una migraña muy fuerte. Tenía treinta años y nunca había padecido de migrañas. Estaba tan ocupado y tan cansado que algunas tensiones comenzaron a reflejarse en mis relaciones, incluso con mi esposa.

"Empecé a orar y a analizar mi vida para tratar de descifrar lo que faltaba. Una de las primeras cosas que me impactó fue mi agenda. No tenía tiempo para descansar. Para mí, el reposo es un espacio dentro de mi vida, un espacio para detenerme y reconectarme con Dios, con mi familia, con mis amigos. El reposo provee tiempo para recargar mis baterías y restaurar mi entusiasmo con la vida y las personas. Realmente necesitaba encontrar ese espacio en mi vida.

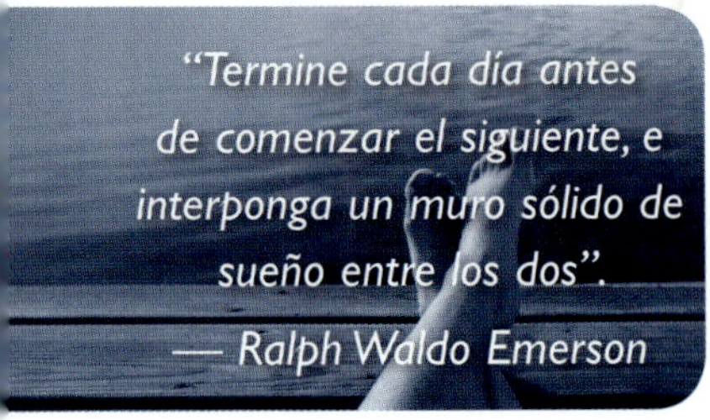

"Primero me aseguré de pasar tiempo de calidad con Dios. Esto sucedía por las mañanas y en mi día sábado de descanso. El mayor beneficio que noté fue que al descansar más, mi vida se tornó más reflexiva y menos reactiva. En lugar de una reacción instintiva a mis circunstancias, ahora paso más tiempo determinando lo que realmente es importante para mí".

Miles de personas como Scott y Steve han descubierto que el reposo espiritual es una parte clave para vivir de manera saludable. Dedicar tiempo para conectarse con Dios crea un centro de paz en nuestras vidas. Y es de este centro de paz que podemos crecer hacia la plenitud.

EVALÚE SUS HÁBITOS DE REPOSO: UNA ENCUESTA PERSONAL

A veces la vida parece dictar nuestro ritmo en vez de ser al revés. Al igual que Scott y Steve, vamos corriendo sin parar y sin darnos cuenta. Si se identifica con ellos, puede que le resulte útil usar la siguiente encuesta para evaluar sus hábitos de descanso actuales. Sólo marque la casilla que corresponde. No hay respuestas correctas o incorrectas; simplemente proveen una manera de "observarse" por escrito, lo cual puede ayudarle a realizar cambios si es necesario.

Tengo que darle energía a mi cerebro en la mañana o tarde con:

- ☐ Cafeína *(café, té, soda, otros)*
- ☐ Azúcar *(donas, caramelos, chocolate, etc.)*
- ☐ Medicamentos

Con frecuencia se me hace difícil concentrarme. Cuando esto pasa, yo:

- ☐ Tomo una siesta
- ☐ Realizo una caminata rápida
- ☐ Sigo tratando hasta agotarme

Con frecuencia:

- ☐ Realizo muchas tareas *(conduzco, como, hablo por teléfono—todo al mismo tiempo)*
- ☐ Me sobre comprometo *(trato de realizar demasiadas cosas en un solo día)*
- ☐ Alguna crisis me impulsa *(otras personas o eventos controlan mi vida)*
- ☐ Mis emociones me controlan *(reacciono de forma exagerada por cosas pequeñas)*

A veces durante el día me siento:

- ☐ Preocupado y no puedo relajar mi mente
- ☐ Ansioso por cosas que no siempre puedo identificar
- ☐ En pánico y sin control

Mi experiencia típica al dormir es:

- ☐ No duermo lo suficiente
- ☐ No duermo profundamente
- ☐ No puedo dormir
- ☐ Casi nunca me siento descansado al despertar

En cuanto a mi empleo:

- ☐ Trabajo sesenta o más horas por semana, incluyendo el trabajo que traigo a casa
- ☐ Me siento culpable por descuidar mi familia, pero tengo que trabajar para pagar las cuentas
- ☐ Cuando alguien insinúa que mi vida esta fuera de balance, yo estoy de acuerdo, pero a la vez me siento atrapado

Honestamente, ¿qué revela esta encuesta sobre usted? ¿Hay algo que usted cambiaría si pudiera? Use los siguientes pasos de éxito como guías.

PASOS PARA LOGRAR EL ÉXITO

Aquí tiene siete pasos prácticos para incorporar el descanso en su estrategia hacia una vida saludable:

ORE: La preocupación y la ansiedad a menudo se interponen entre nosotros y el verdadero reposo y bienestar. En lugar de enojarse mientras espera en el tráfico, hable con Dios. Si ha tenido un día difícil en el trabajo, cuénteselo a Él. Hágale saber y entréguele a Dios sus preocupaciones. y confié que Él cuidará de usted. La Biblia nos dice en Filipenses 4:6-7 (NVI), "No se inquieten por nada; más bien, en toda ocasión, con oración y ruego, presenten sus peticiones a Dios y denle gracias. Y la paz de Dios, que sobrepasa todo entendimiento, cuidará sus corazones y sus mentes en Cristo Jesús".

DUERMA: Desarrolle un patrón consistente de sueño. Si usted duerme menos de siete a ocho horas por noche, se está engañando a sí mismo, y tratar de recuperar el sueño no ayuda. Aquí le presentamos una manera de obtener un buen descanso: haga ejercicio diariamente, ingiera menos cafeína, especialmente tarde en el día; reduzca el alcohol; evite comer mucha comida alta en grasa tarde en el día pues lo podría mantener despierto; adopte una rutina relajante antes de acostarse, algo que lo prepare para descansar, como un baño de burbujas o música suave.

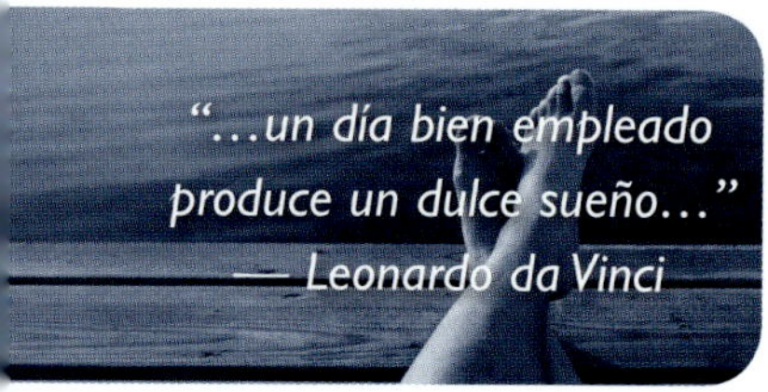
"...un día bien empleado produce un dulce sueño..."
— Leonardo da Vinci

RESPIRE BIEN: La respiración adecuada lo ayudará a relajarse. Pruebe el siguiente ejercicio: inhale lentamente por la nariz desde lo más profundo de sus pulmones. Mientras inhala, cuente despacio hasta cinco. Luego exhale por la boca, dejando pasar el doble de tiempo que cuando inhaló. Al exhalar, permita que su cabeza se incline hacia su pecho, relajando la parte de atrás del cuello. Repita este ejercicio cuatro o cinco veces hasta notar que respira más lento. También puede aprender otras técnicas de respiración.

USE SU IMAGINACIÓN: Váyase de vacaciones en su mente por veinte segundos... ¡o más tiempo! Viaje al parque nacional Yosemite, camine sobre la arena blanca en Hawái o visite una tienda de antigüedades en

Pennsylvania. Este tiempo "aparte" crea balance y equilibrio en su mente y lo ayuda a afrontar su día con nueva energía.

TÓMESE UNAS VACACIONES: Todos amamos las vacaciones, pero casi nunca las tomamos. El trabajador estadounidense promedio piensa que su carga de trabajo no le permite darse el lujo de tomarse vacaciones. Sin embargo, tener tiempo libre con regularidad es parte esencial de una vida equilibrada y saludable. No, no es suficiente tomarse un día de vez en cuando, aunque esto ayuda. Necesitamos el tipo de vacaciones en donde uno dice, "Me fui a pescar por dos semanas a Los Cayos". Las investigaciones demuestran que nuestros cuerpos necesitan varios días para relajarse del estrés de la vida diaria. Luego de esos primeros días, necesitamos varios días más de relajación para entrar en el verdadero reposo. Empiece a planificar sus próximas vacaciones, pero verdaderas, sin teléfonos celulares, computadoras o trabajo. Márchese. Juegue. Descanse.

RÍA: El libro de Proverbios en la Biblia nos enseña que un corazón alegre es buena medicina mientras que un espíritu quebrantado seca los huesos. Esto significa que la risa es la mejor medicina. Cuando reímos, especialmente esas risas que empiezan en los dedos de los pies y culminan en la cabeza, nuestra presión sanguínea baja, nuestros músculos se relajan y nuestro cerebro libera químicos (endorfinas) que nos hacen sentir mejor. Usted puede incorporar la risa en su vida de muchas maneras. Tenga a mano un libro de chistes o adivinanzas. Vea episodios de Yo amo a Lucy, El Show de Dick van Dyke o Los Tres Chiflados. Tenga una colección de videos graciosos (es más barato que la terapia). Visite una tienda local de mascotas y vea cómo juegan los gatitos y perritos. Encuentre cualquier cosa que lo haga reír, ¡y ríase!

REPOSE SEMANALMENTE: Nunca olvide el reposo especial del sábado que Dios creó para nosotros. La palabra "Sábado" viene de la palabra hebrea shabath (cesar o reposar). Cuando dejamos a un lado nuestra rutina normal y pasamos un día entero con Dios y con nuestra familia y amigos, es sorprendente cuán listos estamos para iniciar otra semana. Pase parte del día leyendo la Biblia y orando, gozando de la naturaleza, visitando un asilo de ancianos y adorando en la iglesia. Tenga a mano libros devocionales y un diario. Repose su cuerpo, su mente y su alma.

¿Hay demasiado ruido en su vida?

¿Desea a veces poder crear algún espacio tranquilo donde apartarse del diario vivir?

¿Siente estrés al lidiar constantemente con nuevos cambios en su vida?

¿Le gustaría aprender un secreto para despejar el desorden en su mente?

¿Sabe cómo expresar su necesidad de contacto humano?

¿Conoce cuánto el entorno afecta su salud?

La "E" en Salud CREACIÓN representa el Entorno.

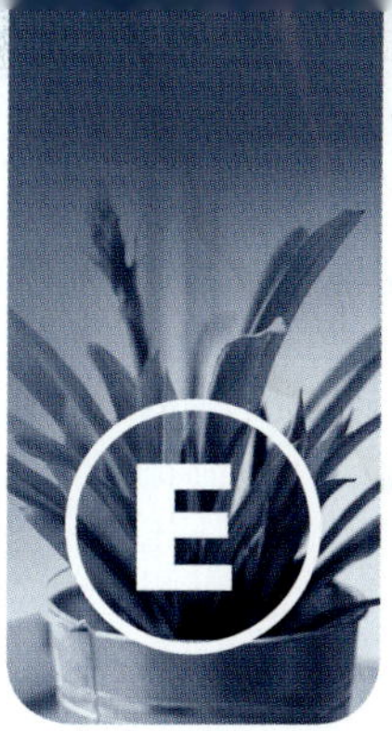

ENTORNO

CAPÍTULO 4

Como poner en práctica los principios del paraíso

DIOS DISEÑÓ EL MUNDO PARA QUE ARMONIZARA perfectamente con las personas que vivirían en él. Luego nos lo entregó y dijo, "Cuídenmelo muy bien".

Como sus guardianes, hemos descubierto una relación curativa muy especial entre las personas y la naturaleza. Siembre en su jardín y energícese. Plante una hilera de petunias en su ventana y asómbrese. Observe una puesta de sol y sea revitalizado.

El canto de un petirrojo sana. También sana un paseo a la orilla del mar. Encontramos sanidad en un sendero en la montaña, en las arenas del desierto, en un bosque de pinos, en una costa rocosa, y en un parque urbano. La naturaleza sana el cuerpo, la mente y el espíritu. Así lo diseñó Dios.

APOYO CIENTÍFICO PARA EL ENTORNO

Probablemente ha oído hablar de Pavlov y sus perros. Luego de dejarlos oler comida mientras escuchaban una campana, Pavlov descubrió que el mero sonido de la campana hacía a los perros salivar. Lo mismo puede suceder en su cuerpo. Cualquier cosa en el entorno puede causar una reacción automática después de haberse establecido una asociación. Cuando los pacientes de cáncer regresan a la clínica donde recibieron quimioterapia, algunas veces experimentan nuevamente los efectos secundarios del tratamiento, aunque ya no toman ese medicamento. Esta reacción se debe a la asociación creada al ver los cuadros en el cuarto, al oler el perfume de algún miembro del personal o escuchar la música de fondo en la habitación. Esta investigación, llevada a cabo en el Sloan Kettering Memorial Hospital en Nueva York, resalta la importancia de ponerle atención a cualquier cosa en el hogar o en el trabajo que podría afectar su salud. Usted quizá no podrá hacer la conexión, pero su cuerpo sí.[16]

Todos recordamos dónde estábamos y lo que hacíamos cuando escuchamos del ataque contra las torres del World Trade Center en Nueva York. Para los que estuvieron allí será mucho más que otro evento en su memoria. El más mínimo recuerdo puede provocar la misma reacción al estrés que se vivió durante el ataque. En el peor de los casos, esto resulta en una condición conocida como trastorno de estrés postraumático o TEP. Los científicos han demostrado que cuando alguna experiencia vivida resulta en emociones profundas, es muy probable que quede un recuerdo permanente en el cerebro.

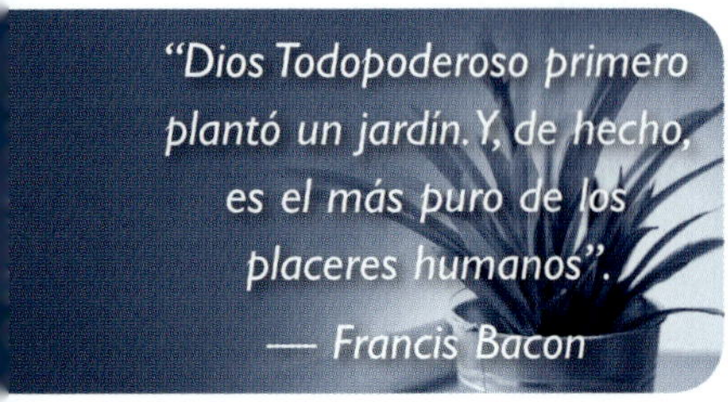

> *"Dios Todopoderoso primero plantó un jardín. Y, de hecho, es el más puro de los placeres humanos".*
> *— Francis Bacon*

Vivimos rodeados de entornos que provocan reacciones tanto perjudiciales como saludables. Las experiencias y emociones positivas provocan reacciones positivas. Por eso recordamos la fecha de nuestra boda o la primera vez que fuimos a esquiar. Para una salud óptima, debe crear un entorno que le recuerde lo positivo y debe eliminar aquellas cosas que puedan provocar ansiedad.

CAMBIO CONSTANTE, ESTRÉS CONTÍNUO

Hoy vivimos en un mundo de cambios contínuos de estilo. La última moda y los estilos y novedades del día se popularizan y se olvidan más rápido que nunca. A nuestro alrededor, la publicidad, la radio, la televisión, las revistas, el internet y otros medios reclaman nuestra atención y luchan por destacarse. Como resultado, muchos sienten que sus vidas son cada vez más estresantes al tratar de mantenerse al día con los cambios constantes.

Actualmente, los médicos científicos enfatizan que nuestro entorno tiene un impacto significativo en nuestra salud.

EL ENTORNO DEL EDÉN

Dedique un momento para pensar en su entorno personal, tanto en el hogar como en su oficina. ¿Son sus entornos alegres y saludables? ¿Son lugares que nutren su alma y recargan su espíritu? ¿Se siente tranquilo y alegre cuando está allí? ¿Le reconfortan y aumentan su paz? ¿Le ofrecen la oportunidad de crecer?

Dios sabía el efecto que el entorno tendría en nosotros. Por esto colocó a los primeros humanos en el mejor entorno posible. No es posible recrear el Jardín del Edén, pero podemos aplicar sus principios a nuestras circunstancias, enriqueciendo nuestros hogares y proporcionándole vida a nuestros lugares de trabajo con las lecciones que aprendemos de la naturaleza.

Examinemos el entorno del Edén para ver qué podemos descubrir y usar en la actualidad.

LA VISTA: UN LUGAR TRANQUILO

En Edén, Adán y Eva estaban rodeados por todo un panorama de la obra de Dios: árboles impresionantes, flores fragantes, montañas majestuosas, lagunas tranquilas, el murmullo de un arroyo. Y en toda la obra de Dios, prevaleció el orden y la sencillez.

Analice su entorno personal con una mirada crítica. ¿La sencillez y el orden son la norma o la excepción? Después de una limpieza rutinaria de su casa, ¿sigue repleta de cosas? ¿Hay pilas de revistas viejas dispersas por todos lados? ¿Están los armarios repletos de ropa que rara vez o nunca usa? ¿Hay enseres domésticos apiñados sobre los gabinetes de la cocina? Sin darnos cuenta, el desorden que nos rodea socava nuestra energía, drena nuestra fuerza y agota nuestro sentido de tranquilidad.

Aunque parezca curioso, muchos han descubierto que al ordenar sus entornos, también se liberan sus pensamientos, sus emociones y hasta sus prioridades. Un entorno sencillo y limpio ayuda a despejar la mente y a crear una mayor sensación de paz.

Para establecer un ambiente acogedor visual en su hogar, exhiba objetos que despierten buenos recuerdos. Rodéese de cosas que inspiran la tranquilidad, el bienestar y el gozo. Tal vez sus tesoros sean fotos de su familia y amigos, o quizás premios u honores que ha recibido. El arte nos anima y energiza: cuadros llenos de color o esculturas llenas de vida. Exponga objetos que le recuerden soñar y que lo acerquen a Dios.

Antes de su muerte, Henri Matisse, el gran pintor moderno francés, pasó muchos meses postrado en cama con cáncer del colon. Su familia movió su cama para que él pudiera contemplar el campo desde la ventana de su cuarto. Lo más importante era que cambiaban constantemente lo que estaba en el borde de la ventana para que siempre sintiera la inspiración de pintar. Algunas de sus obras más famosas fueron pintadas desde su lecho de muerte.

> *"Nadie puede gozar de buena salud sin tener aire fresco, sol y agua pura en todo momento".*
> *— Chief Flying Hawk, Oglala Sioux*

¿Por qué no seguir el ejemplo de la familia Matisse? Dele un poco de expresión visual a su espacio. Puede rotar o alternar las fotos familiares, obras de arte y lo que escoja exhibir. Muchos portarretratos permiten colocar varias fotografías; puede cambiar los temas de las fotos periódicamente. También podría tener su propia galería de arte al moverlos de un cuarto a otro. O podría colocar un portarretratos digital, en el cual usted carga y muestra sus fotografías favoritas, creando una presentación que cambia constantemente. Un cambio de lugar también funciona bien con las plantas. Además de ser estéticamente agradable, la variedad visual lo podrá inspirar a nuevos niveles de creatividad personal, como lo hizo con Henri Matisse.

Otra manera de darle entusiasmo visual a su espacio personal es permitir la entrada de la luz solar. Abra las persianas, retire las cortinas, abra la ventana y permita que entre luz natural. La luz solar tiene muchos beneficios; entre ellos, la capacidad de alegrarlo al iluminar su espacio personal. Un hogar más despejado es a menudo un hogar más radiante.

En su libro *Health Power: Healthy by Choice, Not by Chance* [El poder de la salud: Saludable por elección, no por casualidad], Aileen Ludington y Hans Diehl sugieren que la luz solar tiene mucho que ofrecer.[17] En cantidades adecuadas, la luz solar realza el sistema inmunológico, alivia el dolor causado por la artritis, alivia algunos síntomas premenstruales y baja los niveles del colesterol en la sangre. La luz solar puede elevar su espíritu, mejorar su sueño y aumentar su energía. Consulte con su médico o dermatólogo acerca de cómo gozar de los beneficios de la luz solar sin peligro.

Al esforzarse por hacer de su entorno personal un pequeño paraíso, preste atención a las imágenes que lo rodean. Despeje el desorden y elija la sencillez. Encontrará que la pérdida es realmente ganancia.

EL OLFATO: A CREAR BUENOS OLORES

Los aromas han llegado a ser un gran negocio. De supermercados y farmacias a grandes almacenes y boutiques, todos parecen estar en el negocio del comercio y venta de buenos olores. ¿Pero cuál es el aroma apropiado para usted?

Volvamos al jardín y empecemos allí. ¿Qué hizo Dios para realzar el sentido del olfato en el Edén? Por un lado, lo llenó con plantas, ¡toda clase de plantas! Si tenemos en cuenta que crecen más de 55.000 especies de plantas con flores en la selva amazónica, imagínese cómo habrá sido el Edén. Plantas con flores y sin flores. Plantas frondosas. Plantas rastreras. Plantas acuáticas y plantas terrestres. ¡Una gran variedad! Por supuesto, eran hermosas visualmente, pero también purificaban el aire.

Siga el consejo de Dios y llene su entorno de plantas. Esto mejorará la calidad de aire que respira (la investigación científica de NASA ha demostrado que el follaje y las plantas con flores ayudan a purificar el aire).[18] Claro, da un poco de trabajo, pero las recompensas son muchas.

Además de flores y plantas, pruebe otros métodos creativos para hacer más fragante su ambiente. Una manera es encender velas aromáticas, las cuales están disponibles en tiendas especializadas, tiendas por departamento, supermercados y farmacias. Estos son algunos de los muchos aromas disponibles, y lo que aportan a su bienestar:

El *eucalipto* despeja y fortifica la mente.

Se dice que la *manzanilla* es relajante.

Se piensa que el *pino* estimula la creatividad.

Se supone que la *naranja* refresca la mente.

Se dice que el *árbol de té* fundamenta sus pensamientos.

Se cree que el *tomillo* refresca y fortalece el sistema inmunológico.

Se piensa que el *pepino* calma los nervios.

Encuentre algunos aromas que le agraden y llévelos a su casa para probar. Quedará maravillosamente satisfecho con la tranquilidad mental que los aromas ayudan a crear.

Existen otras maneras de refrescar el aroma de su entorno: kits de aromaterapia, ollas popurrí, aromatizantes de aire eléctricos, aerosoles para habitación, desodorizantes para coches, baños de burbujas, lociones para el cuerpo y aceites aromáticos. Y no olvide que el perfume o colonia que usa es otra forma de compartir sus buenas fragancias. También los olores que emanan de la cocina nos atraen. Hornear pan y cocinar maíz o una sopa a fuego lento producen aromas fabulosos que despiertan y dan calor al alma.

Descubra sus fragancias favoritas y rodéese de ellas.

EL SONIDO: SINTONICE CON LOS RITMOS NATURALES DE LA VIDA

Un día en la naturaleza es un día rodeado de sonidos. El susurro juguetón del viento bailando entre los árboles. Los arrullos suaves de una paloma. El ritmo incesante del océano. El chirrido encantador del grillo durante un atardecer de verano. El agua que salpica en un arroyo vivificante. El golpeteo de la lluvia sobre árboles frondosos. Truenos estridentes en el cielo. La naturaleza es una sinfonía de sonidos y Dios es el gran director de la orquesta.

En el jardín, Adán y Eva se acostumbraron a vivir de acuerdo a los ritmos naturales de la vida.

No tenían reloj, así que se levantaban con el sol y dormían con las estrellas, el ritmo natural de un día.

Trabajaban seis días y reposaban en el séptimo, el ritmo natural de una semana.

Plantaban y cosechaban sus alimentos, el ritmo natural de las estaciones.

Sin radios o reproductores de audio, la melodía de la naturaleza era su música, el ritmo natural del sonido.

Distinto a los sonidos relajantes del Edén, en la oficina actual promedio abunda el ruido producido por los teléfonos, los localizadores personales y las máquinas de fax. Al salir de la oficina escuchamos bocinazos de autos, radios a todo volumen, centros comerciales ruidosos y televisores encendidos sin cesar. Es muy difícil aclarar la mente para pensar cuando el ruido es constante.

El músico contemporáneo Steven Halpern comenta, "En la sociedad del siglo veinte, el nivel del ruido es tal que constantemente saca a nuestros cuerpos de sintonía y fuera de sus ritmos naturales. Esta constante invasión de sonido en nuestros oídos, mente y cuerpo se suma a la carga del estrés de los seres civilizados quienes tratan de vivir en un entorno altamente complejo".[19]

El artista Luigi Russolo observó que "en la antigüedad había solamente silencio. En el siglo diecinueve, con la invención de la máquina, brotó también el ruido. Hoy día triunfa el ruido y reina soberanamente".[20]

"Dios el Señor tomó al hombre y lo puso en el jardín del Edén para que lo cultivara y lo cuidara".
— Génesis 2:15, NVI

El jardín del Edén, un lugar de perfecta paz, se encuentra en fuerte contraste con el mundo moderno de sonidos artificiales. ¿Qué podemos hacer para salvar nuestra salud mental? Veamos tres posibles alternativas a la invasion cada vez mayor del sonido en nuestro entorno personal.

SILENCIO. En una sociedad ruidosa sobre estimulada, el silencio es como un arte perdido. Muchos están tan acostumbrados al ruido que se sienten incómodos en silencio. Algunos hasta prefieren dormirse por la noche con la radio o el televisor encendido. La poetisa británica Dama

Edith Sitwell una vez dijo, "Mis pasatiempos personales son la lectura, escuchar música y el silencio".[21] A veces lo mejor que se puede hacer es cortar con todo tipo de ruido y sentarse en silencio. En la quietud del silencio, notará que es más fácil estar en sintonía con la voz de Dios que le habla de Su amor.

RITMOS NATURALES. Para restaurar el sentido de paz y armonía a su hogar (o lugar de trabajo), propóngase llenarlos con sonidos de la naturaleza, los ritmos naturales diseñados por Dios para traer reposo al espíritu. Podría empezar buscando grabaciones de la naturaleza. Muchas compañías ofrecen grabaciones de alta calidad de sonidos de la naturaleza para disfrutar de las olas del mar, arroyos burbujeando, lluvias suaves, cataratas, el viento entre los árboles, aves cantando y las muchas voces de la selva tropical. Algunos artistas combinan estos sonidos relajantes con música instrumental. Descubra cuáles le ayudan a relajarse.

Hoy día, también existen generadores que emiten sonidos naturales para bloquear el ruido no deseado. Si vive en una ciudad bulliciosa o al lado de un camino fuertemente transitado, notará que un generador de sonidos es muy útil. Algunos transmiten los ritmos de la lluvia, cascadas, ríos y el romper de las olas del océano. Si ama a las mascotas, tal vez podría adoptar a un pájaro cantor. Otro sonido relajante es el de una fuente de mesa y, por supuesto, también es agradable observar las fuentes de agua.

> *"Experimentar la naturaleza es un camino que conduce a la salud humana y al bienestar… Mientras más adoptamos la tecnología, más necesitamos la naturaleza". — CREATION Health Life Guide - You Were Made For a Garden*

MÚSICA RELAJANTE. Se ha dicho que la música es simplemente ruido organizado. Muchos estudios indican que la música tiene un efecto relajante en el cuerpo y en la mente humana. Escuchar música relajante puede reducir el estrés, disminuir la tensión muscular, fortalecer el sistema inmunológico, elevar los niveles de endorfinas y brindar paz.

No todos se relajan y calman con el mismo tipo de música. Muchos disfrutan del piano, la flauta, la guitarra o el arpa. Otros prefieren música clásica o jazz suave. Descubra el estilo que lo relaja y tranquiliza a usted. Y tenga música de este estilo a mano para escuchar cuando aumente el estrés.

EL GUSTO: DELEITE SU PALADAR CON PRODUCTOS NATURALES

En el Jardín del Edén, Adán y Eva comieron como el rey y reina que eran ya que su Creador proveyó lo mejor para ellos. El jardín contenía todo lo necesario para una salud perfecta.

Génesis 1:29 (NBD) nos da la descripción básica: "También les dijo: Yo les doy de la tierra todas las plantas que producen semilla y todos los árboles que dan fruto con semilla; todo esto les servirá de alimento". Era un menú sencillo pero maravilloso.

La dieta humana original, diseñada por Dios mismo, estaba compuesta de frutas, vegetales, granos y nueces, y cada bocado era una delicia. Adán y Eva tenían las más deliciosas bayas, las manzanas más maduras, las naranjas más jugosas, las ciruelas más carnosas, las nueces más sabrosas, los granos más frescos, la calabaza más amarrilla, las mejores papas, los tomates más dulces y los pepinos más crujientes. Además, su bebida era el agua más pura. Lo tenían todo a su disposición para escoger.

Poder saborear los tesoros de la naturaleza es uno de los más grandes regalos de Dios. Es necesario comer, pero el gozar de la experiencia no lo es. Sin embargo, Dios en Su bondad nos dio el placer de disfrutar de diferentes comidas. Por supuesto, algunas comidas son mejores que otras, y nuestra trayectoria moderna no ha sido tan buena cuando se trata de escoger.

Con frecuencia cambiamos una fruta dulce por bocadillos azucarados. Cambiamos lo bueno de los vegetales por comidas rápidas altas en grasa y preferimos bebidas melosas endulzadas a la vitalidad que proviene del agua pura. Por medio de estas elecciones, intercambiamos la buena nutrición por calorías sin valor nutritivo. Esto causa que las papilas gustativas se acostumbren al asalto de las azúcares, la grasa y las comidas sin nutrientes. ¡Con razón tantas personas no disfrutan del plan divino de alimentación natural!

Incluso cuando tratamos de comer una dieta saludable, muchas veces no nos detenemos a disfrutar de la comida. Muchas personas con vidas ajetreadas comen a la carrera, con una mano en su comida y la otra en el trabajo. O comemos mientras algo nos entretiene, disminuyendo la verdadera experiencia de una cena.

¿Le gustaría ser parte de un experimento? Esta noche durante la cena, siéntese a la mesa y no permita ninguna distracción externa. Coma sin televisor, sin teléfono, sin periódico, sin correo y sin tareas. Dedique tiempo para contemplar su comida con detenimiento. Observe todos los colores y escuche los sonidos que se suscitan al comer. Note la textura de lo que come en su boca. Disfrute de los aromas. Preste atención a los sabores y no coma apresuradamente al pensar en sus compromisos pendientes. Dios le dio el sentido del gusto para enriquecer su vida. ¡Disfrútelo! Que cada bocado sea una delicia.

EL TACTO: EL PODER DE UNA CARICIA

¿Será posible que un Dios Todopoderoso cree algo incompleto? ¿Inconcluso? ¿Sin terminar? Parece que sí. Es difícil de creer, pero en medio de la perfección, algo faltaba-como un parche de lienzo sin pintar en la obra maestra terminada de un artista. Así fue; Dios dejó un asunto pendiente.

En el relato de la creación en Génesis, Dios creó la tierra en tan solo siete días. Al final de cada día, Dios se detuvo para examinar la obra de Sus manos. Durante cinco días corridos, Su evaluación fue la misma: "Y Dios vio que era bueno". Pero en el sexto día ocurrió algo insólito. Por primera vez, Él dijo que una parte de la Creación "no era buena". Aquí está la cita exactamente como aparece en Génesis 2:18 (NVI): "Luego Dios el Señor dijo: 'No es bueno que el hombre esté solo. Voy a hacerle una ayuda adecuada'".

Luego de Su maravillosa labor al crear a Adán, el primer hombre, Dios reconoció que algo no estaba bien. El ser humano necesitaba una compañera. Alguien para compartir la vida. Alguien para compartir el amor. Alguien que tomara su mano al caminar por el jardín. Alguien con quien acurrucarse al salir las estrellas. Alguien para deslizar su brazo alrededor de ella al ver el sol caer. Alguien a quien cuidar y atender toda la vida. Y Dios creó a Eva. Ella era igual a Adán en su humanidad. Juntos gobernarían el mundo-enamorados de Dios y del uno al otro.

Lo que fue cierto en la creación sigue siendo cierto: nos necesitamos unos a otros para sobrevivir y prosperar. Todos necesitamos ayuda y amor para transitar la vida. Una manera de ayudarnos unos a otros es por medio del maravilloso regalo del tacto. La piel que Dios creó para cada uno de nosotros es el órgano principal del tacto y responde positivamente a cada caricia amorosa.

Numerosos estudios documentan el hecho de que necesitamos ser tocados para poder desarrollarnos y crecer.[22] Las investigaciones demuestran que las mujeres quienes son abrazadas regularmente tienden a vivir más y a tener menos problemas del corazón.[23]

En su clásico libro *Psychosocial Medicine: A Study of the Sick Society* [Medicina sicosocial: Un estudio de la sociedad enferma], James L. Halliday escribió que los infantes que son privados del contacto materno regular pueden desarrollar una depresión profunda acompañada por la pérdida del apetito y un desgaste tan severo que puede provocar la muerte.[24]

> *"...sentarse a la sombra en un día magnifico y contemplar la vegetación es lo que más alivia".*
> *— Jane Austen*

En el cuidado de salud moderno debemos tomar precauciones para prevenir la propagación de infecciones. Por lo tanto, nos cubrimos las manos con guantes y el toque sintético sustituye al toque de la piel. La máscara cubre una simpática sonrisa y los espejuelos cubren los ojos. Nos gustaría comunicar nuestra atención por medio del contacto físico, pero esto violaría los principios del cuidado de salud moderno. Es por esto que es tan importante que usted toque a sus seres amados y los mantenga cerca. Somos sanados al ser tocados. Este es el diseño original de Dios y todavía aplica al día de hoy.

En lo profundo del corazón humano, Dios sembró el deseo de amar y ser amado, tocar y ser tocado. Virginia Satir, una conocida terapista familiar, dice que necesitamos cuatro abrazos al día para sobrevivir, ocho al día para mantenernos y doce al día para crecer.[25] ¿Cómo expresa su necesidad de contacto humano? ¿A quién puede acudir para una palabra de ánimo o una caricia? Si no tiene a nadie, una de las mejores maneras de encontrar a tal amigo es siendo esa clase de amigo con los demás.

También podemos disfrutar del sentido del tacto que Dios nos dio al sentir las texturas que nos rodean. Podemos palpar almohadas de terciopelo y una estopa áspera. Vestidos de seda y alfombras gruesas. Un césped suave y piedras afiladas. Todas estas sensaciones las experimentamos por medio del sentido del tacto. En su entorno personal, ¿ha dedicado tiempo para rodearse de objetos que le gusta tocar?

¿Hay almohadas lanosas que acarician su cabeza cuando se acurruca en la cama? ¿Tiene un sillón favorito donde recostarse y relajarse? ¿Se siente suave la alfombra de su casa al caminar sobre ella? ¿Usa vestimenta cómoda que se siente suave sobre su piel?

Pruebe un método diferente la próxima vez que vaya de compras. En lugar de buscar la última moda, primero sienta la tela. Pase su mano sobre el estante de ropas hasta encontrar algo que sea agradable al tacto. Luego de localizar esta pieza agradable de ropa, examine su estilo. Un asistente de ventas le puede ayudar a encontrar tejidos de fibra natural. Las texturas más suaves seguramente causarán una explosión de sensaciones sobre su piel. Le sorprenderá cuánto mejor se siente la ropa cuando la elige por su comodidad y no simplemente para estar a la moda.

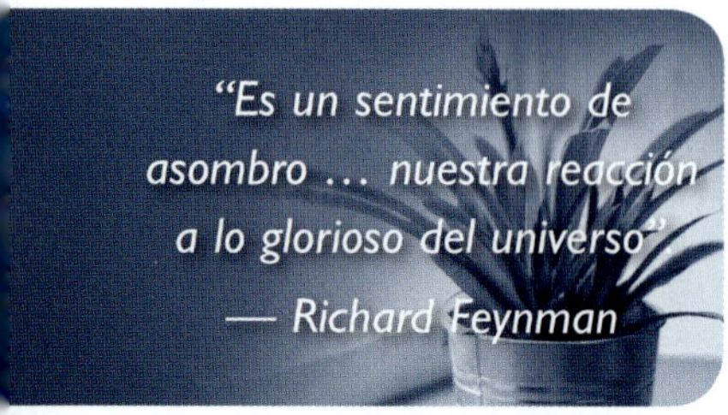
"Es un sentimiento de asombro … nuestra reacción a lo glorioso del universo".
— Richard Feynman

Dedique tiempo esta semana para explorar maneras creativas de hacer de su entorno personal un lugar más agradable al tacto.

CUANDO EL CAMBIO NO ES FACTIBLE

En ocasiones, su habilidad de modificar su entorno es limitada, especialmente en su lugar de trabajo. No todos aprecian su "música relajante" flotando hacia sus oídos y mucho menos el canto de su ave mascota. Cuando no pueda recrear la belleza exterior del Edén, trate de hacerlo en su interior.

Hace unos años, una enfermera estaba frustrada porque la fotocopiadora era muy lenta. Un día, mientras esperaba por las copias, decidió usar ese tiempo para orar en lugar de esperar frustrada. Hizo un pedido particular al Señor y su oración recibió una respuesta. La próxima vez que tuvo que hacer copias, oró nuevamente. Y así siguió. "Al pasar el tiempo", comentó, "llevé más y más peticiones al Señor frente a esa copiadora". Y continuó recibiendo respuestas positivas.

Cuando compartió su experiencia con algunos de sus colegas de trabajo, ellos comenzaron a hacer lo mismo. Eventualmente comenzaron una lista de sus peticiones con la fecha en que el Señor contestó cada oración. Pronto dejaron de despreciar esa fotocopiadora vieja y la empezaron a atesorar.

Cuando parezca que no puede mejorar su entorno, siempre puede cambiar su perspectiva, y esto transforma su experiencia.

"Y no adopten las costumbres de este mundo, sino transfórmense por medio de la renovación de su mente, para que comprueben cuál es la voluntad de Dios, lo que es bueno, agradable y perfecto" (Romanos 12:2).

Su entorno afecta su salud. Siempre que pueda, cree un entorno que fomente la tranquilidad y el bienestar. Recuerde la importancia del aire fresco y la luz solar. Intente que el entorno de su hogar le permita relajarse. Y si esto está fuera de su control, cree una sala de descanso, un rincón tranquilo o un lugar edénico en su patio (los japoneses han puesto este secreto en práctica por siglos). Recuerde los beneficios de la vista y la aromaterapia. Disfrute de la música y del silencio. Decida dedicar tiempo para disfrutar de la comida. Y nunca olvide los beneficios saludables y maravillosos de abrazar a los que ama.

PASOS PARA LOGRAR EL ÉXITO

Estas cinco medidas prácticas le ayudarán a tener éxito sobre su entorno:

LA VISTA: Colme su entorno de escenas bellas. Coloque una planta en su escritorio de la oficina. Adorne la mesa de su cocina con un ramo de flores. Cuelgue un calendario o fotografías de la naturaleza en una pared que mira a menudo. Compre un pez beta que sea fácil de cuidar y hágase su amigo. Observe una puesta de sol.

EL SONIDO: Cambie su entorno agregando sonidos apacibles a su vida. Compre una fuente de mesa y escuche el agua fluir. Compre un generador de sonidos de la naturaleza y relájese al ritmo de las olas del mar o con el caer de la lluvia. Adopte un pájaro cantor como mascota y disfrute de su canto. Descubra un estilo de música relajante que le traiga paz y escúchelo durante tiempos de estrés. Si no acostumbra escuchar música clásica, consiga una copia de estos clásicos: *"Canon en D mayor"* de Pachelbel, *"Sonata Claro de Luna"* de Beethoven o *"Claro de Luna"* de Debussy. También recuerde que a veces el silencio es el mejor remedio para un día sobre estimulado.

EL TACTO: Use el tacto todos los días para vivir una vida más feliz y perspicaz. Tome del brazo a su amigo mientras conversan. Reciba y dé abrazos apropiados. Elija ropa que lo haga sentir cómodo, no solamente lo que se vea bien. Mímese y disfrute de un masaje o de un baño tibio al final de un largo día.

EL GUSTO: ¡Sea aventurero! Ingiera comida de muchos colores: amarillo, naranja, café, rojo y verde. Busque un mercado local de agricultores cerca de su hogar y escoja muchas frutas y vegetales frescos para comer. Elija panes y cereales crujientes y granos enteros que despierten su paladar. Use azúcar, sal, harina blanca y grasas con moderación. ¡Deléitese con sabores nuevos!

EL OLFATO: Su sentido del olfato también contribuye a una mejor salud. Encienda una vela aromática. Llene un recipiente con popurrí y colóquelo en la sala. Ponga un ramo fragante de flores en la mesa cerca de su cama. Consiga un ambientador aromático de sala que le agrade. Use baños de burbujas y lociones para el cuerpo que lo hagan sentir y oler bien. Aromas como vainilla y lavanda, pino y canela se usan con frecuencia para crear una sensación de bienestar.

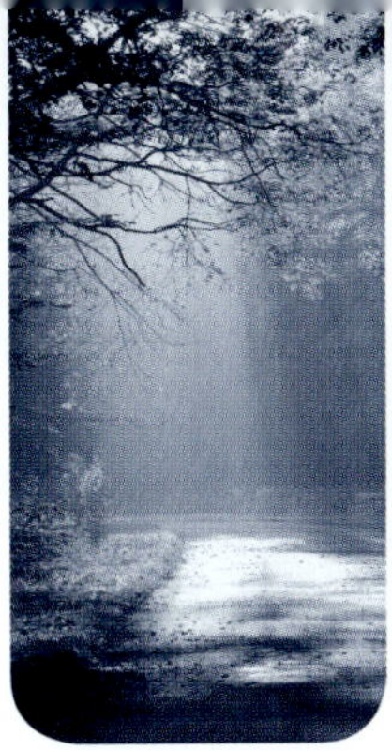

¿NECESITA UNAS VACACIONES?

Tómese unas vacaciones imaginarias de veinte segundos (¡o más!)

PASEE POR EL PARQUE NACIONAL YOSEMITE, CAMINE a lo largo de una playa hawaiana con arena blanca o recorra las tiendas de antigüedades en Pennsylvania. Al "alejarse" de este modo, su mente se despeja y se vuelve a "sincronizar", lo cual le ayuda a afrontar su día con nueva energía.

Visite *www.CREATIONHealth.com* y vea un video en línea para cada letra del acrónimo CREACIÓN. Deje que su mente se transporte al entorno pintoresco y asimílelo como si estuviese allí. ¿Siente la brisa? ¿Huele el césped recién cortado? ¿Se siente animado? Entonces seguramente se encuentra en *www.CREATIONHealth.com*.

Otras cosas útiles que encontrará en la página web:

- Realice una autoevaluación para saber cuán saludable realmente está.
- Lea consejos sobre cómo ayudar a sus niños a ser más saludables.
- Vea un video devocional en línea que lo inspire y anime.
- Descargue fondos de pantallas de Salud CREACIÓN gratis para mantenerse enfocado e inspirado mientras trabaja en su computadora.
- Descubra nuevos recursos para su estilo de vida saludable, incluyendo libros, videos, seminarios, música, conferencias y más.

WWW.CREATIONHEALTH.COM

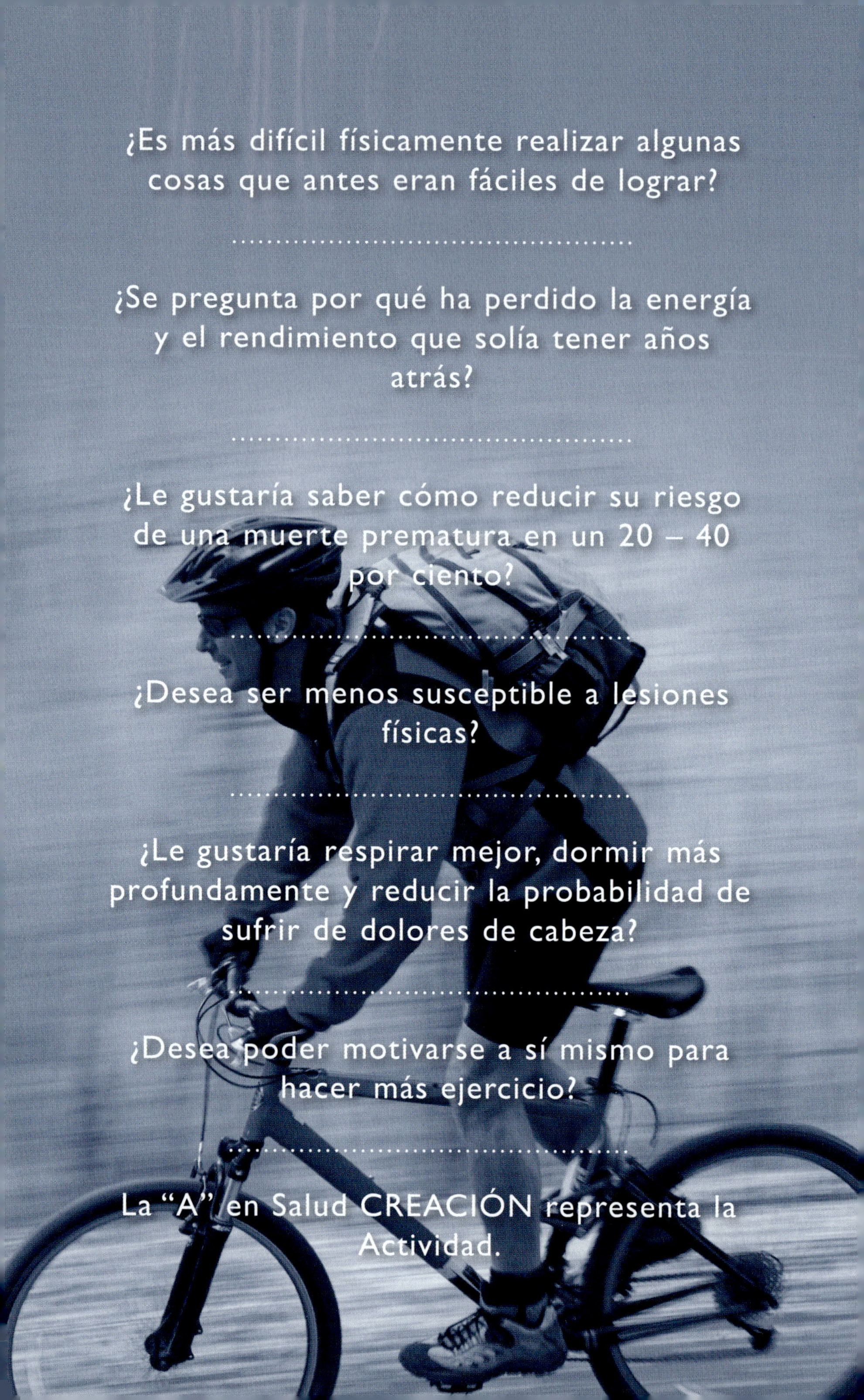

¿Es más difícil físicamente realizar algunas cosas que antes eran fáciles de lograr?

....

¿Se pregunta por qué ha perdido la energía y el rendimiento que solía tener años atrás?

....

¿Le gustaría saber cómo reducir su riesgo de una muerte prematura en un 20 – 40 por ciento?

....

¿Desea ser menos susceptible a lesiones físicas?

....

¿Le gustaría respirar mejor, dormir más profundamente y reducir la probabilidad de sufrir de dolores de cabeza?

....

¿Desea poder motivarse a sí mismo para hacer más ejercicio?

....

La "A" en Salud CREACIÓN representa la Actividad.

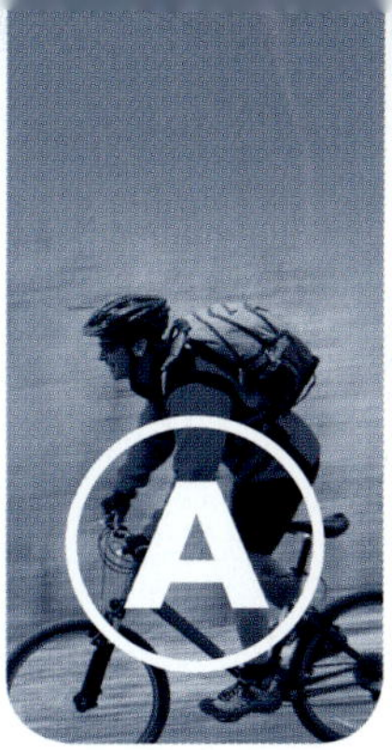

ACTIVIDAD

CAPÍTULO 5

La verdadera fuente de la juventud

¡LA ACTIVIDAD SIGNIFICA HALLAR Y EJERCITAR CADA músculo! Dios formó cada músculo con un propósito y estableció la actividad como la clave para vivir una vida plena de acuerdo a Su prescripción divina. ¡Las personas activas son más alertas, enérgicas, divertidas, bondadosas y llenas de vida!

La actividad fortalece el cuerpo y contrarresta la enfermedad. De hecho, la actividad con propósito puede ser la mejor medicina para luchar contra casi cualquier enfermedad. Ayuda al cuerpo a combatir el estrés, la ansiedad y la depresión. Le permite dormir mejor, verse mejor y sentirse mejor. Todo esto es parte del plan de Dios para llenar su aventura diaria de gozo, tranquilidad, esperanza, amor, paciencia, bondad y buena salud.

¡Adelante hacia una vida activa! Pronto disfrutará de los beneficios de una vida más saludable.

APOYO CIENTÍFICO PARA LA ACTIVIDAD

Un informe reciente de los Centros para el Control de Enfermedades de los Estados Unidos resume los beneficios de la actividad física que han sido comprobados científicamente y explica y documenta cada reclamo. El documento, el cual está disponible en línea, dice: "La actividad física regular es una de las cosas más importantes que puede hacer por su salud". La lista de los beneficios se resume a continuación. La actividad física le ayuda a:

- Controlar su peso
- Reducir su riesgo de enfermedades cardiovasculares
- Reducir su riesgo de diabetes tipo 2 y el síndrome metabólico
- Reducir su riesgo de contraer algunos tipos de cáncer
- Fortalecer sus huesos y músculos
- Mejorar su salud mental y su estado de ánimo
- Mejorar su habilidad para completar actividades diarias y evitar caídas, si usted es mayor de edad
- Aumentar su probabilidad de vivir más tiempo

"Si no sabe cómo empezar o aumentar su nivel de actividad física porque le teme a hacerse daño, la buena noticia es que las actividades aeróbicas de intensidad moderada, como caminar a paso ligero, generalmente son seguras para la mayoría de las personas. Comience despacio. Es raro sufrir de problemas cardíacos, como ataques al corazón, durante la actividad física. Pero el riesgo aumenta si el nivel de actividad comienza súbitamente en una persona que no acostumbra hacerlo. Por ejemplo, si usted es bastante sedentario y de repente hace algo aeróbicamente intenso como palear la nieve, esto puede poner su salud en riesgo. Es por eso que es importante empezar sin prisa y aumentar su nivel de actividad gradualmente.

"Si usted tiene una condición de salud crónica como artritis, diabetes o enfermedad del corazón, hable con su médico para saber si su problema limita de alguna manera su habilidad para estar activo. Entonces trabaje con su médico para crear un plan de actividad física que coincida con su habilidad….

"Todo el mundo puede obtener los beneficios de salud de la actividad física—no importa la edad, el origen étnico ni la forma o el tamaño de su cuerpo".[26]

LA VERDADERA FUENTE DE LA JUVENTUD

En el 1493, el explorador español Juan Ponce de León zarpó en un barco hacia las Américas. Viajaba con el famoso explorador Cristóbal Colón, quien realizaba su segundo viaje al Nuevo Mundo. Para Ponce de León, esta expedición no era un viaje de turismo. Él viajó con una meta, una visión, un deseo en su mente: encontrar la fuente legendaria de la juventud, esa mística fuente de agua que le daría una eterna juventud a quien bebiera de ella.

De León vivió muchas aventuras increíbles en el Nuevo Mundo. La historia lo reconoce como el primer europeo que descubrió la Florida. Conquistó la isla de Puerto Rico y eventualmente se convirtió en su gobernador. Pero a pesar de una larga búsqueda, nunca descubrió lo que más deseaba su corazón; la fuente de la eterna juventud.

Cientos de años después, muchas personas continúan en la misma jornada de Ponce de León. En lugar de buscar la fuente de la juventud en alguna tierra por descubrir, muchos hoy día buscan encontrar la vitalidad de la juventud en pastillas, terapias y dietas especiales.

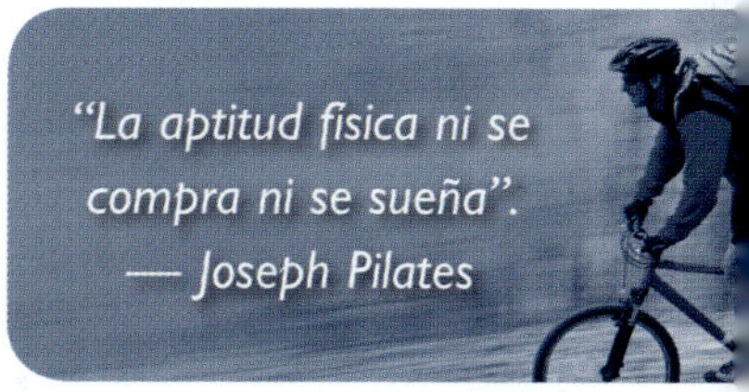

¿Existirá una verdadera fuente de una eterna juventud en este mundo? No que nosotros sepamos. Pero muchos investigadores creen que han encontrado el recurso más cercano que existe para cumplir con la promesa de la legendaria fuente de la juventud. Se trata simplemente de la actividad física.

Al ser retado regularmente por medio del ejercicio, el cuerpo humano es más saludable, se fortalece y envejece más despacio. De hecho, según la American Heart Association [Asociación Americana del Corazón], la actividad física regular beneficia ampliamente al ser completo: su mente, su cuerpo, su espíritu y hasta sus relaciones sociales.

Las investigaciones han demostrado que uno duerme mejor si participa con regularidad en alguna actividad física.[27] Mentalmente, una persona activa maneja el estrés de manera más efectiva; es capaz de pensar con más claridad y por lo general tiene mayor optimismo.[28] Socialmente, las personas activas a menudo adquieren más confianza porque se ven y se sienten mejor. Y espiritualmente, los que practican el ejercicio regularmente experimentan una conexión más profunda con su Creador, quien los creó para una vida de salud, felicidad y paz.

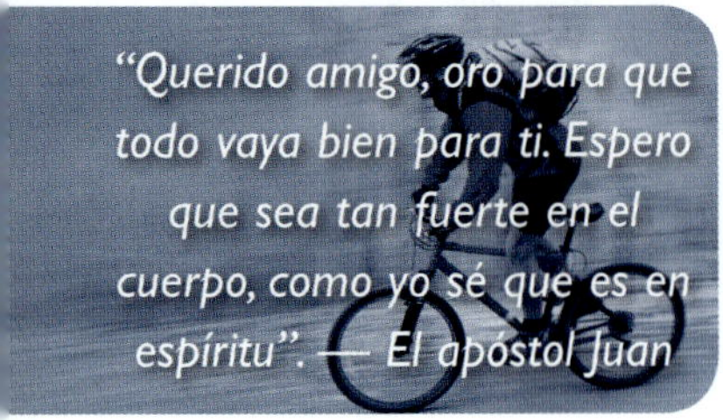

Sin embargo, el US Preventive Services Task Force afirma que más del 70 por ciento de la población de los Estados Unidos no participa en ninguna actividad física con regularidad.[29] De hecho, la inactividad es uno de los mayores desafíos que amenazan la salud pública en este siglo. Los estudios recientes sugieren que la incidencia del derrame cerebral y de diabetes tipo 2 disminuiría, la presión alta se podría prevenir o reducir, y las fracturas de hueso serían menos frecuentes si los estadounidenses simplemente se movieran más.[30] Muchos médicos enfatizan que el ejercicio aeróbico que favorece al corazón es la prioridad en esta área. Aunque no existen recetas mágicas en la medicina, la actividad física es lo que más se asemeja. Las personas que son físicamente activas reducen su riesgo de enfermedades del corazón a la mitad.[31]

LA ACTIVIDAD DEL EDÉN

La actividad es una parte importante del modelo de Salud CREACIÓN y un elemento vital hacia la plenitud. Este principio también se remonta al Jardín del Edén.

El paraíso original en realidad era un lugar bello y tranquilo. Pero contrario al estereotipo, Adán y Eva no descansaban todo el tiempo, bebiendo agua de coco a la orilla de algún río en el Edén. No se la pasaban haraganeando, mirando las flores y los pájaros sin hacer nada más. Aunque Dios podría haberlos creado para vivir una vida pasiva y sin trabajo, Él tenía otra cosa en mente.

"Dios el Señor tomó al hombre y lo puso en el jardín del Edén para que lo cultivara y lo cuidara" (Génesis 2:15, NVI). Para Adán y Eva, el paraíso no era un mundo de inactividad pasiva. El jardín del Edén no suplía todas sus necesidades de manera automática. Ellos tenían la responsabilidad de cultivar el jardín. Tal vez esto fue parte del plan de Dios para mantenerlos activos físicamente.

Los estudios realizados por Steven Blair del Cooper Institute for Aerobics Research [Instituto Cooper de Investigación de lo Aeróbico] y otros grupos demuestran la enorme influencia del ejercicio en nuestro diario vivir.[32] Con sólo levantarse del sofá y caminar de treinta a cuarenta minutos tres a cinco veces por semana, puede disminuir su riesgo de muerte prematura por cáncer y enfermedades del corazón de un 20 a 40 por ciento. Si yo le dijese que le puedo dar un 20 a 40 por ciento de retorno en una inversión, probablemente me pagaría de inmediato.

"El ejercicio", explica la terapista física Terry Barter, "es lo que impulsa los nutrientes presentes en la sangre a sus músculos, huesos y articulaciones. El ejercicio también ayuda a diseminar el oxígeno a todo su cuerpo por medio del sistema sanguíneo. Esto favorece el crecimiento y la restauración además de ayudar a mantener su cuerpo saludable. Cuando lleva su auto a ponerlo a punto, realmente anda mejor luego del ajuste. Al pasar el tiempo, necesita volver a ponerlo a punto otra vez. El cuerpo humano funciona de la misma manera. La actividad física es la forma de poner a punto el cuerpo".

EL EJERCICIO Y LA MENTE

El ejercicio no sólo impacta el cuerpo físico sino también la mente.

Los órganos del cuerpo humano están interconectados. Todo lo que está dentro de nosotros afecta todo lo demás. El estado de nuestros pulmones determina la condición de nuestro corazón. El estómago afecta a todo el aparato digestivo. Más allá de eso, nuestra condición física puede afectar nuestra mente.

Tal vez ha escuchado cómo nuestro enfoque mental o nuestro nivel de estrés impacta la salud física. Pues resulta que este principio opera en ambas direcciones. La mente afecta el cuerpo, pero el cuerpo también afecta la mente. Y el ejercicio regular puede mejorar nuestra actitud. De hecho, el ejercicio tiene una variedad de efectos psicológicos que mejoran la salud mental. El ejercicio mitiga el estrés, es un tratamiento efectivo para la ansiedad, y de acuerdo a algunos investigadores, es tan efectivo como la psicoterapia como tratamiento para la depresión leve.[33]

HISTORIAS DE VIDAS TRANSFORMADAS

Lea a continuación la historia de dos personas quienes aumentaron la actividad física y sus vidas cambiaron:

Jim, director de compras, 59 años de edad; actividad elegida: caminar

"Hace un año me sentía muy enfermo y unos análisis demostraron que tenía diabetes. Comprendí que tenía que empezar a cuidarme mejor; de otro modo, aumentaría la probabilidad de otras complicaciones.

"Empecé a asistir a clases educativas acerca de la diabetes donde asimilé los cambios que debía realizar para mejorar mis hábitos de alimentación. Aprendí que una buena rutina de ejercicio y un programa para perder peso podrían mejorar drásticamente mi situación de salud. Así que decidí empezar a caminar.

"Cuando comencé, tenía que caminar muy lentamente, pues no toleraba más de una milla a la vez. Pero perseveré durante el verano, adquiriendo mayor rendimiento gradualmente. Ahora camino cinco millas cada mañana antes de ir al trabajo. He perdido cuarenta y cinco libras de peso y durante mi última visita, el médico suspendió todos mis medicamentos. El programa de ejercicio mantuvo mi glucosa sanguínea al mismo nivel que cuando tomaba medicamentos para tratar la diabetes. He logrado asumir nuevamente el control de mi vida y mi salud.

"Para mí, el mejor resultado de todo esto es que me siento mucho mejor que hace un año. Estoy más saludable. Por la mañana camino cerca de una hora y quince minutos. La caminata me da tiempo para reflexionar y preparar mi mente para cada día. Además de los beneficios físicos, el ejercicio me ha ayudado a organizar mis pensamientos y a deliberar de una manera que no era posible antes de iniciar mi rutina de caminar. Y si no tengo pensamientos que requieran organización, la caminata me brinda una excelente oportunidad para meditar en silencio.

"Me gustaría que pudieran hablar con mi esposa acerca de mis cambios. Ella dice que soy una persona totalmente diferente. Mi actitud es más positiva y estoy menos propenso al mal humor. Ella está muy contenta porque tengo esta situación bajo control.

"El mejor consejo que puedo darle es que persevere. No se dé por vencido. Necesitará mucha disciplina para lograr sus metas. No obstante, aunque cambiar hábitos de vida requiere un compromiso y mucho trabajo, vale la pena".

Wendy, gerente, 30 años de edad; actividad elegida: caminar, correr

"Nunca había tenido que cuidar mi peso hasta después del nacimiento de mi segundo hijo. Esas diez libras de más no bajaban, y comencé a ganar más peso. Un día desperté, me miré, y dije, 'No puedo vivir más de esta manera. Tengo que hacer algo al respecto'.

"Comencé un programa de ejercicio hace un año como una resolución de Año Nuevo. Desde entonces, he perdido veinticuatro libras. Perdí el peso durante los primeros seis meses de entrenamiento, y los últimos seis meses me he mantenido estable. Por un tiempo traté de perder algunas libras más, pero desistí. Mi cuerpo parece decirme que este es el peso adecuado para mí.

"Comencé con un programa sencillo de ejercicio, caminando regularmente, y poco a poco empecé a correr. Desde entonces, he participado en dos carreras de cinco kilómetros cada una. Antes de iniciar el programa bebía entre seis y ocho gaseosas (Coca Cola) por día, pero las eliminé. Disminuir la cafeína me causó síntomas de abstinencia como dolores de cabeza y mal humor. Pero el malestar pasó rápidamente, y no tuve más problemas. Ahora, bebo principalmente agua.

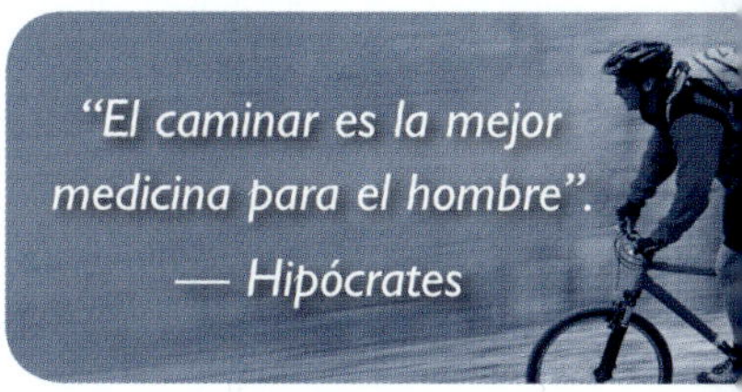

"No sólo me siento mejor físicamente, sino que mentalmente rindo mejor, en parte porque sé que me veo mejor. Es reconfortante escuchar cuando las personas te dicen; '¡Vaya! No te reconocí. ¡Te ves muy bien!' Eso me da más satisfacción que cualquier otra cosa, y me anima mucho.

"Mi rutina ha motivado a mi familia. En cuanto inicié el programa para perder peso, mi madre hizo lo mismo. Ha perdido unas sesenta libras, y esto ha hecho una gran diferencia en su vida. Luego mi esposo decidió participar. Empezó a hacer ejercicio con nosotros, y ha perdido treinta y cinco libras. Es muy agradable participar en un programa como éste con otra persona. Podemos comparar nuestro progreso y animarnos unos a otros.

"Si alguien me pidiera consejos para empezar un programa de actividad física, yo resaltaría que es un cambio de estilo de vida. Yo pensaba que no iba a poder perder quince libras, pero al perder las primeras cinco libras pensé, ¡Vaya, esto es grandioso! Entonces me fijé una meta real: si logré perder cinco libras, entonces podría alcanzar cualquier meta. No necesita obsesionarse con la pérdida de peso. Simplemente adopte un estilo de vida saludable y permita que su cuerpo encuentre su peso natural".

CONSEJOS DE TRES PROFESIONALES

Jeannine, fisioterapeuta

"Cuando alguien acude a un terapista físico en busca de ayuda, por lo general enfocamos nuestros esfuerzos en tres áreas: fuerza, resistencia y flexibilidad. Estos son los tres componentes claves de un cuerpo físicamente sano. Muchos olvidan que es importante enfocarse en mejorar la condición de todo el cuerpo, no solamente de un área en particular. A menudo comenzamos por establecer un programa de ejercicio que se centra en el entrenamiento de fuerza.

"Hoy en día, la inactividad es uno de los mayores problemas de salud que enfrentan las personas en nuestro país. Cuando las personas son inactivas o su nivel de actividad es muy bajo, los músculos empiezan a atrofiarse. Eso significa que se achican y se debilitan.

"Hace cien años, las personas realizaban casi todo el ejercicio necesario simplemente con sus quehaceres y otras actividades diarias. Esto los mantenía fuertes sin necesitar los clubes de salud, bicicletas fijas o programas de ejercicio para conservar su salud. Hoy, sin embargo, con nuestro estilo de vida sedentario, tenemos que hacer un esfuerzo consciente y consistente para hacer ejercicio, mantenernos saludables y evitar que nuestros músculos se encojan o debiliten.

"Como nuestros cuerpos son organismos vivos y cambiantes, se nos hace imposible permanecer a un nivel invariable de salud física. Por lo tanto, debemos desafiar nuestro cuerpo para fortalecerlo, empujándolo poco a poco. Algunos se engañan al pensar que con sólo comer saludablemente tendrán buena salud. Una buena dieta es importante, pero no es suficiente. Si no pone a prueba su cuerpo, no lo está fortaleciendo, y todas sus funciones empiezan a decaer.

"Otro problema de la inactividad es que los músculos inactivos se endurecen y son más propensos a lesiones. Esto hace que la flexibilidad sea un elemento crucial del acondicionamiento físico. Cuando se es activo y se ponen a prueba los músculos, tiene lugar un proceso de elongación que agrega flexibilidad y fuerza, reduciendo la probabilidad de sufrir una lesión.

"Cuando trabajo con pacientes, trato de enfatizar la importancia de ser activo cada día, no solamente dos o tres veces por semana. Usualmente les asigno 'tareas', ejercicios para hacer en la casa. Al acercarnos al fin del tratamiento, los animo a mantener su nivel de actividad en la forma que más los motive. En cuanto las personas dejan de hacer ejercicio, empiezan a debilitarse nuevamente, así que es muy importante mantenerse activo.

"La resistencia, lograda por el entrenamiento aérobico y cardiovascular, es otro componente vital de la salud física. Tal ejercicio hace trabajar al corazón y a los pulmones, haciéndolos más fuertes y más eficientes. El ejercicio de resistencia eleva el ritmo cardíaco durante un período prolongado de tiempo y aumenta su energía durante todo el día. Este tipo de ejercicio es muy importante para quienes pasan la mayor parte del día en un trabajo que no requiere mucho esfuerzo físico. Cuando entrene su corazón por medio del entrenamiento de resistencia, ¡tendrá más energía!

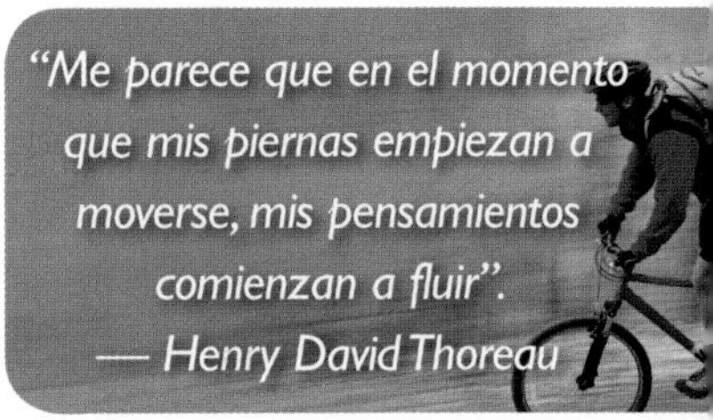

"El entrenamiento de fuerza, flexibilidad y resistencia: asegúrese de incluirlo en su plan de ejercicio. Se sentirá menos cansado, más motivado y sentirá más gozo en su existir. ¡La actividad le hará sentirse bien!"

Brenda, enfermera registrada y educadora de la salud

"Cuando un paciente llega a mi oficina por primera vez y es evidente que no vive a un nivel óptimo de salud, por lo general le pregunto qué tipo de ejercicio realiza. Lamentablemente, la respuesta típica es 'no hago ejercicio'.

"Muchos pacientes a quienes asisto hacen tan poco ejercicio que tienen dificultad para realizar sus quehaceres diarios. Su condición física es tan pobre que el mero esfuerzo para moverse los deja exhaustos.

"Varios pacientes me vienen a la mente cuando pienso en la importancia de la actividad. Uno de ellos es una mujer pequeña de aproximadamente setenta años que tiene diabetes tipo 2. Cuando la conocí, ella tomaba un medicamento oral antidiabético y su condición no requería tratamiento con insulina.

"No obstante, a ella se le hacía difícil controlar su nivel de azúcar en la sangre. La animé para que empezara a caminar regularmente, haciendo ejercicio todos los días si era posible. Así lo hizo, y su nivel de azúcar en la sangre bajó como treinta puntos en tres meses y perdió cinco o seis libras. Cuando regresó para su consulta de seguimiento, estaba radiante. Convencida de los beneficios de caminar, ella se ha propuesto mantener estos cambios por el resto de su vida.

"Todo el mundo puede hacer ejercicio. Aún si está confinado al hogar, existen muchos ejercicios interesantes que puede realizar en la casa para fortalecer sus piernas. Si puede llegar hasta un centro comercial, casi todos tienen un programa diario de caminatas donde puede caminar junto a otros en un ambiente seguro antes de abrir las tiendas.

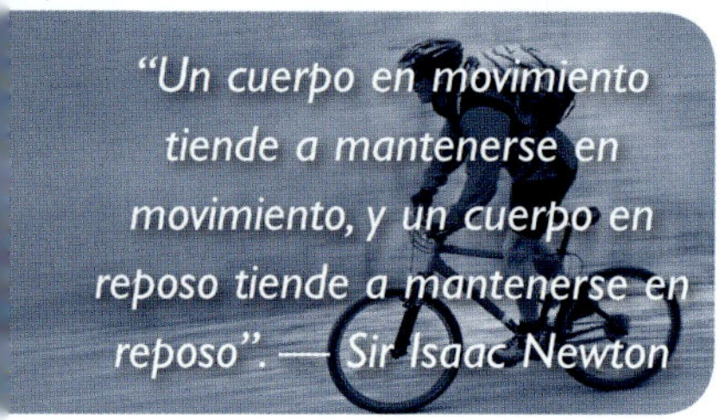

"La parte más difícil de adoptar un estilo de vida más activo y saludable no es elegir el tipo de ejercicio, el lugar para hacerlo o la frecuencia. ¡Lo difícil es ponerlo en práctica!

"Sugerimos tres consejos prácticos para nuestros pacientes:

Encuentre un compañero de ejercicio. Si tiene un amigo con quien encontrarse en la esquina o que pueda pasar a buscarlo, este compromiso es un gran motivador.

Haga una lista de los beneficios del ejercicio. Si hace una lista de los beneficios con anticipación, es más probable que continúe su plan de ejercicio. Piense en perder peso, respirar mejor, dormir más profundamente, evitar los dolores de cabeza, no sentirse tan fatigado y disfrutar más de sus amigos y familia.

Considere las alternativas. Si usted no hace ejercicio, su probabilidad de muerte prematura aumenta drásticamente. Además, su calidad de vida diaria disminuye. ¿Por qué se haría eso a usted mismo?

"Actualmente, no son sólo los adultos quienes tienen problemas serios de salud. Los estudios recientes documentan un aumento creciente del problema de la obesidad en los niños. Algunos informes indican que la cantidad de niños con sobrepeso se duplica cada diez a veinte años. Lamentablemente, los niños aprenden de los adultos. Nos observan y asimilan que está bien sentarse por horas y horas frente al televisor o la computadora.

"Cada día se ven menos niños correr en el patio, saltar la cuerda, trepar un árbol, correr bicicleta o nadar. Sin embargo, a ellos les encanta esta parte normal de la infancia. Y cuando participan en estas actividades, también disfrutan de la receta de Dios para la salud.

"Una de las mejores cosas que puede hacer en conjunto una familia saludable es participar en más actividades físicas. Planifique eventos al aire libre que incluyan actividades que todos disfrutan. Las actividades compartidas son gratificantes, tanto para fortalecer las relaciones como para lograr tener y mantener una mejor salud".

Rhonda, doctora en medicina, médica familiar

"En mi práctica de atención primaria, he notado que casi todos los pacientes se pueden beneficiar de más actividad física. De hecho, creo que tal actividad es tal vez el mejor remedio que existe prácticamente para cualquier problema de salud, ya que fortalece el cuerpo para combatir la enfermedad. Creo que la gente capta este principio instintivamente porque por lo general responden, 'Sí, yo sé que necesito hacer más ejercicio'.

"Muchos no hacen ejercicio, y no es por no entender sus beneficios. El problema es una agenda ocupada que refleja un estilo de vida sobrecargado. Una vez se abandona el ejercicio, todo empieza a descontrolarse. Uno no descansa bien y se siente más ansioso. Se descontrolan los niveles de azúcar y aumenta el peso, la presión sanguínea y también el nivel de colesterol.

"Pero nada de eso tiene que suceder. ¡El ejercicio hace una gran diferencia! En mi experiencia, todas las personas que hacen ejercicio duermen y se sienten mejor. Es así el cien por ciento de las veces.

"Cuando las personas activas dejan la actividad física, les recuerdo lo bien que se sentían y las metas que lograron cuando hacían ejercicio.

Si recuerdan esto, se les hace más fácil decir: 'Sí, necesito empezar de nuevo, porque me sentía mucho mejor en aquel entonces'. Algunos recordarán cómo lograron controlar sus niveles de azúcar en la sangre o su presión arterial. Otros recordarán que aumentaron diez libras en tres meses cuando dejaron de hacer ejercicio. Si logro que se conecten con las resultados positivos que lograron cuando eran más activos, se les hace más fácil comenzar de nuevo.

"Para las personas que nunca han sido muy activas o quienes dicen odiar el ejercicio, esto es mucho más difícil. Comienzo por mencionar algunos de los beneficios que obtendrán por medio de la actividad física. No estamos discutiendo su participación en las Olimpiadas; simplemente hablamos de empezar con sólo diez minutos al día. La mayoría de las personas me dicen que eso es factible, y entonces les pregunto si será posible hacerlo todos los días. Si no pueden, intento que lo hagan todos los días que puedan. *¡Esos diez minutos al día pueden ayudarle a sentirse un cien por ciento mejor!*

"Algunas veces me preguntan cuáles son mis ejercicios favoritos para permanecer saludable. Eso es fácil. Mis ejercicios favoritos consisten en hacer precisamente eso, lo que más disfruto.

"Usted debe escoger aquellas actividades físicas que pueda realizar y disfrutar. Por ejemplo, si una persona mayor me dice que le gusta arrancar malezas de su jardín o trabajar en el patio durante quince minutos seguidos, le diría: 'Maravilloso'. Recomiendo lo que sea más fácil y más económico, pues eso es lo que será incorporado con más éxito.

"Por lo general, discutimos el ejercicio y sus beneficios en términos de problemas de salud como la diabetes, la hipertensión, el colesterol alto y enfermedades del corazón. El ejercicio regular tiene tres beneficios importantes adicionales: reduce el estrés, mejora la depresión y el insomnio. Aunque no hablamos mucho de ello, estos problemas mejoran con el ejercicio porque la actividad física eleva los niveles de endorfinas, los estimulantes naturales del cuerpo humano. La actividad disipa la epinefrina y la norepinefrina, que son las hormonas del estrés, y reduce los niveles de cortisol, un depresor del sistema inmunológico. Muchos estudios demuestran que un programa de actividad por un período de varias semanas es tan efectivo como un antidepresivo recetado para el tratamiento de la depresión.

"También creo que es más difícil escuchar lo que Dios susurra a nuestras almas cuando llevamos una vida ajetreada. Si hacemos ejercicio mientras disfrutamos de la naturaleza, esto facilita la plenitud mental, emocional, y espiritual. Tal actividad nos calma, tranquiliza el espíritu y silencia el clamor en nuestra mente. El ejercicio provee tiempo para decidir hacia dónde nos dirigimos y para escoger las mejores opciones. También podemos usar ese tiempo para discernir lo que Dios piensa y lo que Él desea que hagamos en lugar de lo que la sociedad o el jefe demandan de nosotros. Todos necesitamos momentos de silencio para detenernos y procesar los eventos de la vida.

"El ejercicio también mejora nuestras relaciones. Realice una caminata revitalizadora por la tarde o un paseo refrescante en la mañana con un ser amado. Las parejas que lo hacen me dicen que es una de sus mejores oportunidades para compartir. Este momento les permite estar juntos y disfrutar de su compañía mutua sin tantas distracciones.

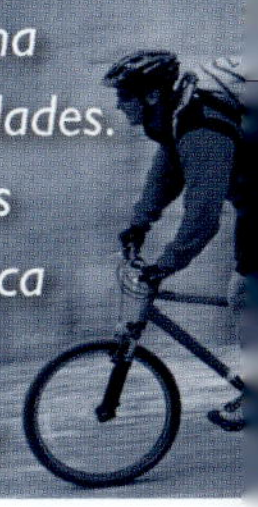

"La vida es como una bicicleta de diez velocidades. Casi todos tenemos velocidades que nunca usamos".
— Charles Schulz

"El ejercicio es un antidepresivo. Es un remedio que anima, fortalece y lo hace sentirse bien consigo mismo. El ejercicio eleva su estado de ánimo y le permite relacionarse de manera más positiva con las personas que lo rodean. Poner sus músculos en marcha logra esto mejor que cualquier pastilla, especialmente si hace algo activo con frecuencia al aire libre con sus amigos".

Si se aburre mientras camina, sea creativo. Vaya hasta la tienda de abarrotes y disfrute de una botella de jugo o del melocotón más jugoso en la sección de frutas. Escuche mensajes inspiradores en audio, un libro o su música favorita, y silbe mientras camina. Para darle una dimensión diferente al ejercicio, puede orar por sus vecinos al pasar frente a sus casas. También puede usar ese tiempo para conversar con Dios de cualquier otro asunto importante.

Sin importar nuestros gustos o limitaciones personales, el diseño de Dios para el ser humano establece un propósito importante para la actividad. Por tanto, la actividad siempre deberá ser parte de nuestras vidas.

PASOS PARA LOGRAR EL ÉXITO

A continuación hay seis medidas prácticas para canalizar el éxito de su *ACTIVIDAD*:

CHEQUEO DE SALUD: Consulte a su médico antes de iniciar un programa de ejercicio. Comience por hacerse un examen físico completo. Dígale a su médico que desea empezar a hacer más ejercicio, y establezcan un plan de seguimiento para que su médico lo examine y anime regularmente.

COMPAÑERO: Si es posible, busque un compañero de ejercicio. Será más divertido, y también será más probable que continúe su programa de ejercicio si tiene a alguien que lo acompañe.

EJERCICIO AERÓBICO: El ejercicio aeróbico consiste de tres fases: calentamiento, ejercicio aeróbico y enfriamiento. El calentamiento incrementa el pulso y la temperatura del cuerpo gradualmente. Los músculos que se calientan antes del ejercicio intenso están menos propensos a sufrir lesiones. Caminar con normalidad y trotar lento son buenas actividades de calentamiento.

La fase aeróbica eleva el pulso y la respiración, lo cual fortalece el corazón y los pulmones.

Muchas actividades son aeróbicas por naturaleza, tales como caminar rápido, trotar, andar en bicicleta, nadar y bailar. Lo ideal es lograr hacer por lo menos sesenta minutos de actividad física tres veces por semana.

El enfriamiento permite una recuperación lenta y gradual de su ritmo cardíaco y evita que se acumule la sangre en las piernas. Caminar lentamente es una actividad de enfriamiento adecuada. Es importante usar ropa cómoda para permitir el movimiento libre cuando se hace ejercicio. También es necesario usar zapatos apropiados para reducir la posibilidad de lesiones y daño a los pies.

ENTRENAMIENTO DE FUERZA: El entrenamiento de fuerza mejora la resistencia y la fuerza de los músculos que no se usan durante la fase aeróbica. Algunos ejercicios beneficiosos de fuerza incluyen hacer flexiones, estiramientos, abdominales y levantar pesas. No es necesario tener pesas costosas para hacer estos ejercicios. Use una lata de vegetales. Échele agua a un envase de leche. Cualquier cosa que añada resistencia fortalecerá sus músculos.

No deberá excederse con estos ejercicios. Preste atención a su cuerpo y utilice la cantidad apropiada de peso. Si logra hacer más de doce repeticiones, puede ser que las pesas sean muy livianas. Si es difícil llegar a hacer ocho repeticiones, probablemente el peso sea demasiado. Aumente el peso gradualmente.

EJERCICIOS DE ESTIRAMIENTO: Aunque es muy importante, el estiramiento se ignora con frecuencia como parte de un programa de ejercicio equilibrado. El estiramiento promueve la flexibilidad máxima al ejercitar los músculos y las articulaciones alrededor de su rango completo de movilidad. Se deben estirar todos los músculos principales, especialmente los que se usan durante la rutina de ejercicio. Es importante no rebotar ni hacer movimientos bruscos mientras se estira, ya que esto puede lesionar el músculo. El estiramiento siempre debe ser lento y controlado.

ACTIVIDADES DIARIAS: Recuerde que hay muchas actividades diarias que nos mantienen en movimiento. Por ejemplo, siempre que sea posible, tome las escaleras en vez del elevador. Aspire y limpie el piso de su casa. Corte el césped (¡y no cuenta si va sentado en la cortadora de pasto!). Juegue activamente con niños. Vaya en bicicleta a visitar a un amigo. Salte cuerda o haga flexiones durante los comerciales de televisión.

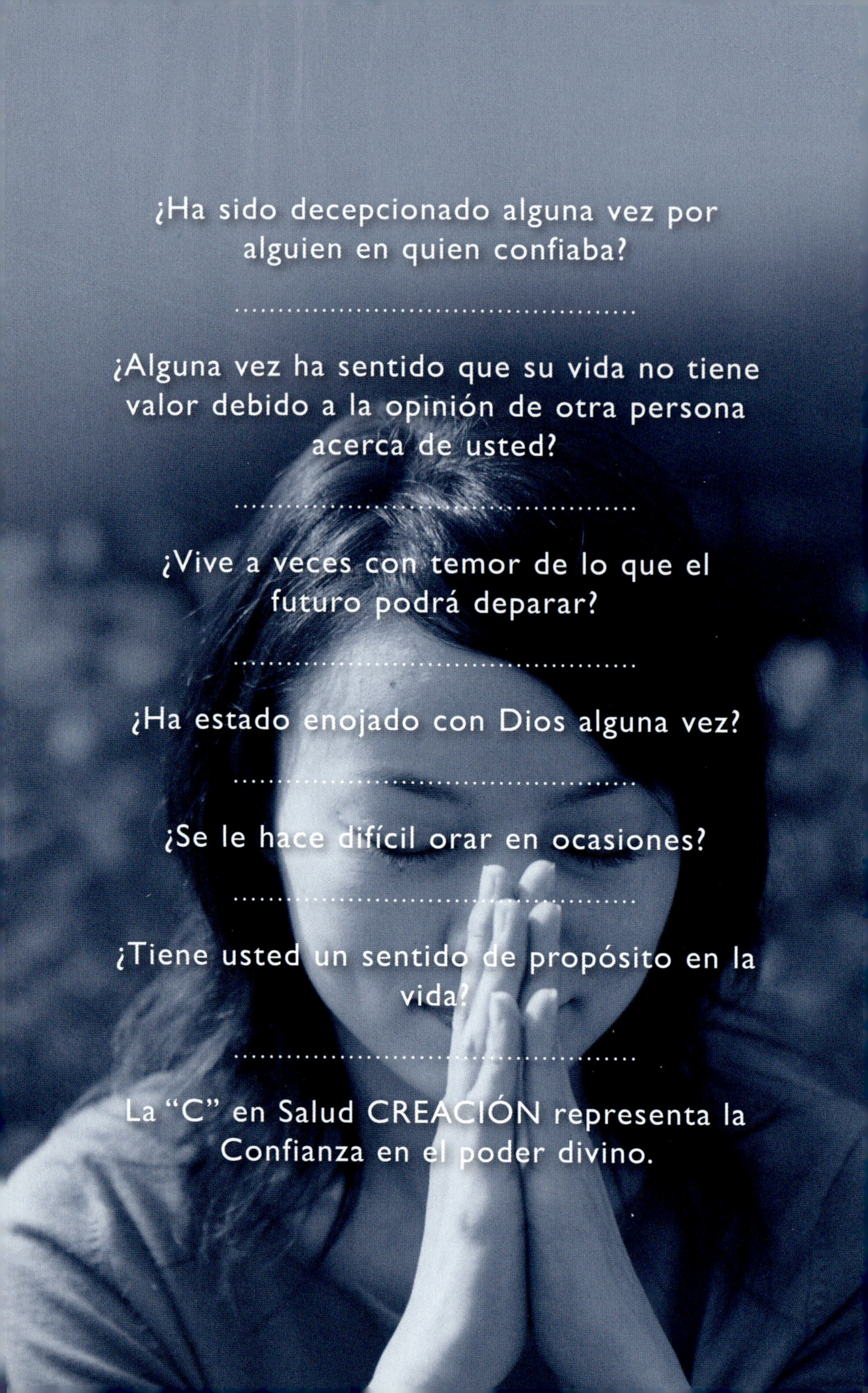

¿Ha sido decepcionado alguna vez por alguien en quien confiaba?

¿Alguna vez ha sentido que su vida no tiene valor debido a la opinión de otra persona acerca de usted?

¿Vive a veces con temor de lo que el futuro podrá deparar?

¿Ha estado enojado con Dios alguna vez?

¿Se le hace difícil orar en ocasiones?

¿Tiene usted un sentido de propósito en la vida?

La “C” en Salud CREACIÓN representa la Confianza en el poder divino.

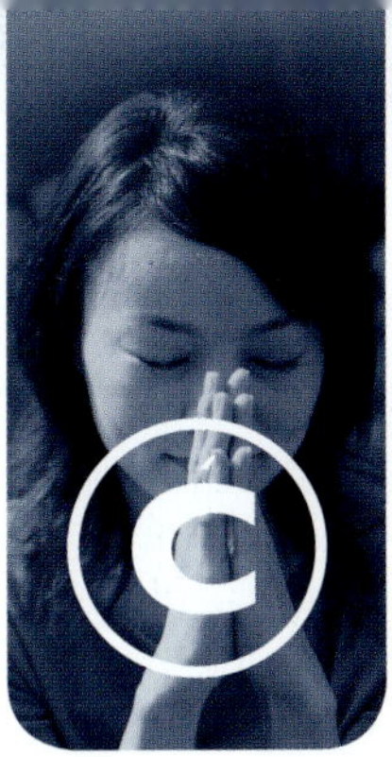

CONFIANZA EN EL PODER DIVINO

CAPÍTULO 6

Cómo la fe mejora su salud

DIOS NOS DISEÑÓ PARA SER SUS AMIGOS. PERO A menudo nuestras vidas se encuentran tan ocupadas que tenemos poco tiempo para Él. Durante esos momentos, tratamos de avanzar solos, sin la sabiduría y la energía que Su amistad nos ofrece. Sin embargo, nuestras actividades diarias carecen de sentido aparte de Dios. Estamos ocupados, pero no sabemos por qué.

La confianza en Dios funciona como un giroscopio; lo mantiene estable aunque la vida lo coloque en un ángulo precario. La estabilidad de un giroscopio proviene de su mecanismo interno. Lo mismo se podría decir de usted y de mí. Si nuestro mundo interno gira en torno a la confianza en Dios, permanecemos centrados y estables aunque el mundo exterior siga girando.

La confianza en Dios nos transforma de personas con temor a personas con valor y de personas con valor a personas con propósito.

Se ha dicho que el valor es lo que queda del temor luego de orar. ¡Es cierto! Si estoy solo en el mundo, puedo sentir temor. Con Dios a mi lado, tengo valor para hacerle frente al futuro.

APOYO CIENTÍFICO PARA LA CONFIANZA EN EL PODER DIVINO

Un estudio informó que las personas que oran a un Dios que conocen íntimamente son más felices, viven más satisfechas y gozan de un sentido más profundo de bienestar en cuanto al rumbo de sus vidas. Además, aquellos con una lealtad llena de fe tienen menos probabilidad de padecer de enfermedades físicas, síntomas mentales o dificultad para mantener relaciones fuertes.[34] Los investigadores ofrecen muchas explicaciones, desde la adherencia a un estilo de vida prescrito por enseñanzas religiosas hasta la intervención divina. Se necesitan más estudios para identificar la razón por la cual la confianza en un poder divino nos encamina hacia una salud mental y física óptima. Mientras tanto, la ciencia sugiere que el abrir su corazón a Dios enriquecerá su vida más allá de mejorar su salud espiritual.

La confianza en el poder divino puede influenciar muchos aspectos de la salud física y mental. La depresión, por ejemplo, es una condición en la cual las personas se sienten "presionadas" por la vida. El impulso puede ser un gran trastorno en la vida y, por sí misma, la depresión puede causar muchos cambios en su salud. Los científicos han demostrado que la depresión puede empeorar los síntomas de dolor, provocar que se reporten más síntomas causados por enfermedades físicas y disminuir la posibilidad de que estas personas participen en actividades saludables.

Algunos estudios sugieren que la fe en un Dios personal es una manera muy efectiva de reducir y combatir la depresión. Esto es así especialmente para quienes tienen contacto diario y personal con un Dios que saben que cuida de ellos como un padre cuida a su hijo. Además, el apoyo de otros con creencias similares (como otros miembros de su iglesia) puede también ser un indicador clave de una vida emocional saludable.[35, 36]

En su libro galardonado, *Nueva luz sobre la depresión*, los doctores David Biebel y Harold Koenig describen seis beneficios de la depresión que sólo pueden ser vistos a través del lente de la fe; entre ellos, la depresión revela lo mucho que necesitamos de Dios. "La depresión graba en un dintel del corazón permanentemente las palabras, 'Yo necesito de Dios'", dicen los autores. "Antes de disiparse la depresión, en otro dintel tendrá grabado: 'Necesito de otros'. Nuestra lucha contra el dolor emocional demuestra sin cesar que no podemos derrotar tal poder solos. Necesitamos ayuda, tanto humana como divina. La depresión aparta nuestro orgullo y autosuficiencia, y desarma nuestra independencia y la confianza exclusiva en uno mismo. Nosotros dos podemos dar fe de haber aprendido esta lección, a la mala".

Los autores describen la tendencia de los que se deprimen de gastar mucha energía tratando de recuperar el pasado, energía que sencillamente se desperdicia. "Porque Dios mora en el eterno presente: Él nos invita a morar aquí con Él, abrazando el ahora de nuestras vidas, ya que, habiendo resuelto aquello que nos ataba en el pasado, caminamos con Él hacia un futuro [más radiante]"...[37]

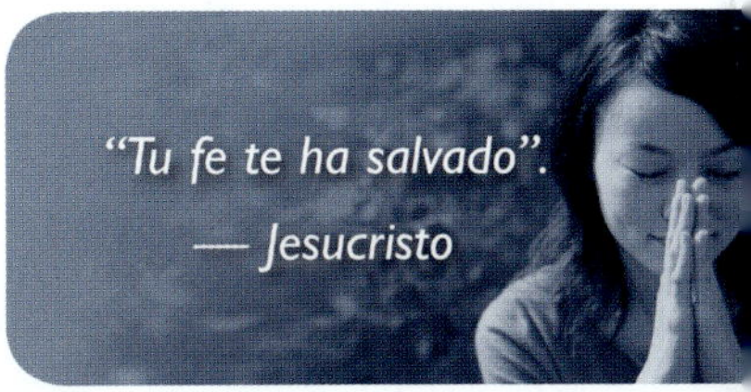

Un estudio de 865 estudiantes del último año de secundaria reveló que los estudiantes que asisten a la iglesia son menos propensos a ser delincuentes, tomar alcohol o fumar marihuana de adolescentes, tanto los chicos como las chicas.[38] Aparentemente, es muy importante tener una fe fuerte en Dios y una educación moral equilibrada para mantener una sociedad saludable.

CÓMO LA FE AFECTA SU SALUD

Un informe bien documentado por los doctores británicos Alex Bunn y David Randall acerca de los beneficios de la fe sobre la salud indica: "La evidencia de más de 1.200 estudios y 400 opiniones ha demostrado una relación entre la fe y varios beneficios positivos para la salud, entre ellos protección contra la enfermedad, la capacidad de lidiar con la enfermedad y una recuperación más rápida de la misma. De los estudios revisados en el análisis definitivo, el 81 por ciento mostró beneficios, y sólo el 4 por ciento mostró daño. Los datos en bruto de algunos estudios extensos muestran un beneficio significativo en cuanto a la mortalidad para quienes participan en una religión organizada. Por ejemplo, un estudio le dio seguimiento a 21.204 adultos estadounidenses por nueve años, y la tasa de mortalidad se correlacionó con la actividad religiosa y con muchos otros datos. Sorpresivamente, el nivel de ingreso y educación tiene muy poco impacto, pero quienes asisten a la iglesia regularmente tienen una expectativa de vida de siete años más que quienes no lo hacen. En las personas negras, el beneficio es de catorce años".

Los autores concluyen: "En contraste con el mito popular de que la fe cristiana es mala para la salud, en perspectiva, y a pesar de sus limitaciones, los estudios publicados sugieren que la fe se asocia con la longevidad y un sinnúmero de beneficios para la salud. En particular, la fe se asocia con una mejora en la salud mental".[39]

El Dr. Ted Hamilton, autor de los libros *Building Bridges* y *Wholly Healthy* [Construyendo puentes y Plenamente saludable], afirmó, "creo firmemente, y existen investigaciones que apoyan este concepto, que confiar en un ser fuera de uno mismo hace que se liberen hormonas que sanan nuestro cuerpo y contribuyen al proceso de sanación. Las investigaciones no han sido tan definitivas como quisiéramos, pero creo que en unos cinco años, la confianza y la esperanza serán consideradas medicamentos para ayudar a las personas a recuperarse con mayor rapidez".

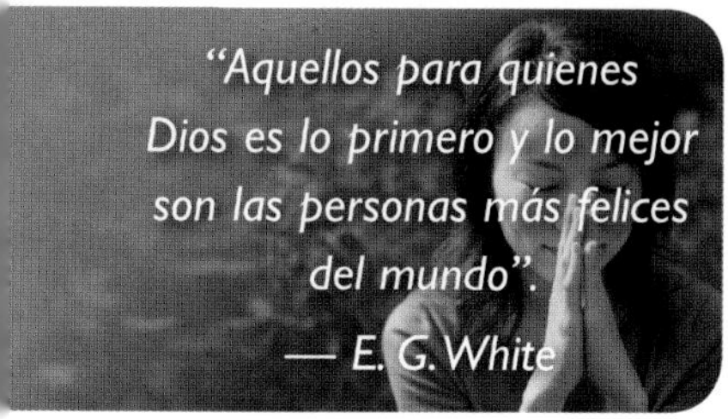
"Aquellos para quienes Dios es lo primero y lo mejor son las personas más felices del mundo".
— E. G. White

Los datos científicos siguen aumentando en esta área. El profesor y doctor Dale Matthews de la Facultad de Medicina de la Universidad de Georgetown y sus colegas han demostrado que la participación religiosa ayuda a las personas a evitar la enfermedad, a recuperase con más rapidez y (lo que llama más la atención) a vivir más. Mientras más comprometido esté espiritualmente, más beneficios obtendrá.[40] El médico internista Larry Dossey y otros han publicado extensamente acerca de los beneficios de la oración y la sanación. Indudablemente, la comunidad médica tiene un interés creciente en la influencia que la fe y la oración tienen en el bienestar total de la persona.

"He descubierto que las personas que afrontan enfermedades", continúa Hamilton, "con temor al resultado final tienen más dificultad para enfocarse en la recuperación. Pero en medio de todas las preocupaciones e inquietudes y retos de la enfermedad, los que tienen una confianza subyacente, una confianza que dice que al final todo estará bien porque Dios los ama y cuida, logran reunir recursos que contribuyen a su sanación de manera que otros no logran".

UNA FE SANADORA AL FIN DE LA VIDA

La fe es una parte esencial de la sanación y un aspecto vital de la plenitud. Nos puede mantener fuertes aún cuando físicamente estamos en nuestro estado más débil. Y nos puede sostener incluso cuando nuestros cuerpos están perdiendo la batalla por la vida. Yo creo que una fe personal en Jesucristo hace una diferencia eterna en la sanación diaria.

Jay Pérez, capellán de hospital y autor del libro *The Patient Experience* [La experiencia del paciente], ha descubierto que esta es una realidad para muchos de los pacientes que él aconseja. "Algunas personas tienen que afrontar la realidad de una enfermedad terminal o una situación de crisis", dice, "¿y a quién acuden? En tales momentos, la fe y la confianza en Dios son extremadamente importantes, porque la fe en Dios les da la fuerza que les permite hacer frente a tan abrumadora noticia. De hecho, después de la muerte de un ser amado, la dependencia fuerte en Dios puede ser lo único que ayude a alguien a sobreponerse a la tragedia. Es la creencia que Él cuidará de nosotros incluso después de la muerte, que permite que uno encuentre la fortaleza para sobreponerse".

UNA FE CRECIENTE

Como podrá recordar, Dios rodeó a Adán y a Eva con cosas vivientes muy buenas (ver Génesis 1). Deseaba que estuvieran bien convencidos de que Él se preocupaba lo suficiente para proveer para todas sus necesidades. Él deseaba especialmente que tuvieran una relación saludable con Él, y anhelaba aún más para ellos. La historia de la creación nos enseña que la fe y la confianza se desarrollan, y que no se otorgan de manera sencilla. Es evidente que hasta Adán y Eva tuvieron que desarrollar su confianza en Dios. Hoy sucede lo mismo. La fe es un proceso, no un interruptor que se enciende y se apaga.

Al principio, Adán y Eva tropezaron en su relación con Dios. Él les había advertido de un sitio en el Edén a donde no debían ir, el árbol del conocimiento del bien y del mal. En ese lugar los esperaba el engañador.

Con su gran resentimiento contra Dios, Satanás (como la Biblia lo llama) desea destruir a los hijos de Dios de cualquier manera. Eva vio una fruta deliciosa colgada del árbol. Lucía apetitosa. ¿Qué mal podría causar? habrá pensado Eva. Entonces prestó atención a la serpiente y no a la voz del Padre que la amaba y quien había provisto para ella. Eva ignoró la instrucción divina y comió de la fruta prohibida. Luego convenció a Adán a comer con ella. Y así de rápido, el hombre y la mujer rompieron la relación de confianza que Dios construyó en el jardín.

Pero Dios decidió intervenir, y tenía varias opciones:

¿Dejo a este planeta morir solo?

¿Destruyo este mundo y creo uno nuevo?

¿Hago algo para salvar a mi creación de las consecuencias de sus propias decisiones?

Infinitamente sabio y amoroso, Dios ya tenía una solución, la redención de Su creación. Fue en busca de las personas que había creado a Su imagen, las personas a quienes creó con tanto amor. Su único deseo era restaurar la relación quebrantada y reconstruir esa confianza.

En el mundo actual, lleno de conflictos y angustia, los humanos necesitamos confiar en un Dios amoroso y todopoderoso, especialmente cuando nuestros impulsos nos alejan del diseño original y del plan de Dios. Adán y Eva aprendieron a la mala que es mejor confiar en un Creador que se preocupa que confiar en sus propios deseos.

La fe es un proceso. Ésta crece en nosotros y se desarrolla con el tiempo y al pasar por pruebas. La mayoría de las personas creen que no tienen la clase de fe que produce milagros, y piensan que quizás su fe es débil. ¡Bienvenidos a la raza humana! Los doce amigos más cercanos a Jesús, hombres llamados Sus discípulos ("aprendices") tenían la misma preocupación. Con frecuencia enfrentaban obstáculos que parecían ser más grandes que su fe.

Un día, acudieron a Él y le dijeron, "'Aumenta nuestra fe'. Y el Señor dijo, 'Si ustedes tuvieran fe del tamaño de un grano de mostaza, podrían decirle a este sicómoro: Desarráigate, y plántate en el mar, y el sicómoro los obedecería'". (Lucas 17:5-6)

Jesús se refería a la diminuta semilla de la fe. Eso es todo lo necesario. ¿Por qué? Porque lo más importante es en quién ponemos nuestra fe. Si confiamos en un Dios todopoderoso, entonces todo estará bien. ¿Por qué? Porque todo es posible dentro de Su plan y voluntad para nuestras vidas. Y no es porque nuestra fe sea tan grande sino porque Dios tiene una perspectiva eterna del tiempo, una perspectiva única de su vida.

La Biblia nos dice que este mismo Dios ofreció Su regalo más preciado al mundo: Su único Hijo. Dios envió a Su hijo para rescatarnos del desastre del pecado, de nuestra naturaleza pecaminosa y de las cosas específicas que hacemos que sabemos que están mal. En la persona de Jesucristo, Dios el Padre lo dio todo. No retuvo nada porque estábamos necesitados, y Él tenía la respuesta para nuestra necesidad.

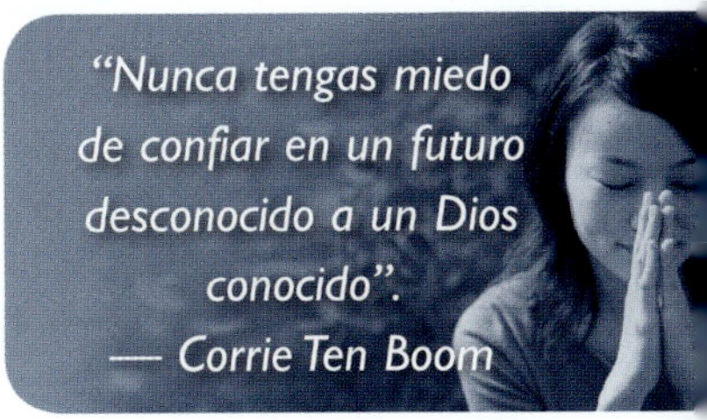

"Nunca tengas miedo de confiar en un futuro desconocido a un Dios conocido".
— Corrie Ten Boom

El apóstol Pablo, un hombre que conocía muy bien las dificultades, habla acerca de esta sorprendente generosidad en una de sus cartas, y dice, "El que no escatimó ni a su propio Hijo, sino que lo entregó por todos nosotros, ¿cómo no habrá de darnos generosamente, junto con Él, todas las cosas?" (Romanos 8:32, NBLH).

Ese es el Dios en quien podemos confiar. En la enfermedad y en la salud, podemos confiar en Él plenamente. Y podemos buscarlo para recibir sanidad y plenitud.

UNA FE CAMBIANTE

"La fe cambia la perspectiva de una persona", observa el capellán de hospital, Marti Jones. "Si eres una persona que confía, es muy probable que seas más positiva. Cuando reconoces que Dios cuida de ti, puedes confiar en el hecho de que Dios está al mando, aún cuando no entiendas por qué te suceden cosas malas a ti o a algún ser querido.

"Uno de los ministerios en que participo en el hospital es el de proveer sustento espiritual no sólo a nuestros pacientes sino también a nuestro personal. Tenemos un ministerio llamado People of the Word (POW) [Personas de la Palabra]. Todas las semanas estudiamos la Biblia con personas que desean reunirse y aprender. Así fue que conocí a Bárbara".

Bárbara nunca olvidará cómo el estudio de la Biblia la ayudó a desarrollar una confianza sólida en Dios que ayudó a transformar su vida.

"La primera vez que conversé con Marti", Bárbara recuerda, "me encontraba en un punto verdaderamente bajo en mi vida. Mi esposo de treinta y cinco años me había abandonado, así que naturalmente estaba devastada. Unos meses más tarde, mi madre, rebosante de buena salud, falleció repentinamente. Tuvo un derrame cerebral masivo. Sentía que nada me quedaba en la vida, así que acudí a Dios.

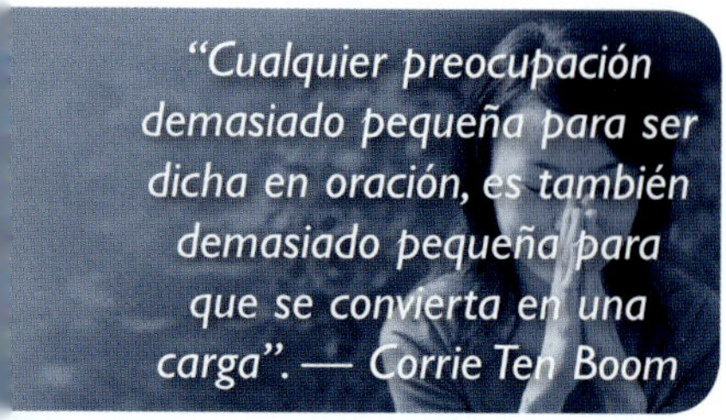

"Porque somos humanos", ella reconoce, "es difícil confiar en las personas. Pero descubrí que si confiamos plenamente en Dios y le entregamos todas nuestras preocupaciones, Él nos brinda una paz que verdaderamente va más allá de nuestra comprensión. Nos da el apoyo y el amor que necesitamos día a día y, a veces, hora tras hora.

"Cuando mi esposo me abandonó, me sentí que no valía nada. Algunas personas en esta circunstancia acuden al alcohol o a las drogas. Otros acuden al teléfono y hablan con sus amigos. Pero yo sentí una confianza absoluta en el Señor porque sé que Él nunca me abandonará. Me uní al grupo de estudio de la Biblia que Marti lideraba, y desde entonces me he acercado más al Señor".

Sin duda alguna, acudir a Dios en momentos de crisis es muy común. La mayoría de las personas no dependen de la fe ni reconocen su fuerza interna hasta que tienen que afrontar un evento crítico en sus vidas, como un diagnóstico de cáncer u otra enfermedad que pone en riesgo la vida. ¿Y cómo puede ayudarlo la fe a sobrellevar los momentos difíciles?

El Dr. David Biebel, autor del libro *If God Is So Good, Why Do I Hurt So Bad?* [Si Dios es tan bueno, ¿por qué sufro tanto?] describe la importancia de evaluar las adversidades con lentes de confianza:

Una mañana poco después de la muerte de mi hijo Jonathan, me llamaron al lugar de un incendio donde habían fallecido una madre y seis niños. Tres de los niños pertenecían al coro de niños de la iglesia que pastoreaba en ese momento. Después de caminar entre los escombros y ver los restos carbonizados, mi visión de las realidades se agudizó. La cruda y grotesca escena de destrucción me confrontó con la fragilidad de la vida temporal y el verdadero significado de lo eterno.

Afortunadamente, la vida eterna que emana de Dios- es más grande, capaz de tragarse lo temporal, lo que normalmente consideramos como "vida"- para que "lo mortal sea absorbido por la vida" (ver 2 Cor. 5:4) En la mente de Dios, solo hay una realidad, Su realidad. De nuestro lado se etiqueta como "mortal" pero de Su lado se llama "vida". En todo momento, por fe vivimos y nos movemos y tenemos nuestro ser en Él, que es la fuente de vida. Aun cuando parece que no está ahí, Él está con nosotros, así que no tenemos que temer. La duda susurra, "no está en ninguna parte". Los de fe, "El está aquí ahora".[41]

UNA FE QUE COMIENZA

Lo mejor acerca de la confianza es que no tenemos que descubrirla por nuestra propia cuenta. Dios nos acompaña en el camino, guiándonos y animándonos. Desde el inicio de la Creación, Dios ha sabido lidiar con la culpa y la vergüenza que son parte de la humanidad y de vivir en el planeta Tierra.

El clímax de la historia del Jardín del Edén es la restauración de la intimidad con Dios. Eso es lo más importante para Dios – una relación restaurada. Intimidad espiritual. Dios desea conectarnos a cada uno de nosotros con Él, con lo Eterno. Así es como encontramos la verdadera paz. Es lo único que puede sanar lo más profundo de nuestro ser.

¿Entonces, cómo emprender en su jornada espiritual?

Lo más importante es empezar a edificar en el fundamento de fe que ya tiene. Esto ayudará a comenzar el proceso y le mostrará que no tiene que empezar desde el principio. Jesús nos asegura que aún con una fe del tamaño de una semilla de mostaza podemos emprender en un viaje largo y maravilloso.

He descubierto tres medidas prácticas que ayudan a desarrollar una actitud de confianza en Dios:

PRIMERO, COMUNÍQUESE. La confianza crece en una atmósfera de honestidad y sinceridad. Dios ha sido honesto con usted. Es tiempo de ser honesto con Él también.

Lo puede hacer por medio de la oración, que es simplemente hablar con Dios y percibir con su corazón Su respuesta (ver Filipenses 4: 6, 7).

SEGUNDO, ESCUCHE. Sea receptivo a lo que Dios revela de Sí mismo en Su Palabra, la Biblia. Es necesario conocer bien a alguien para poder confiar, ¿verdad? Así que empiece a dedicar tiempo con regularidad para entender la Biblia más y más. Sugiero que comience con los Evangelios (Mateo, Marcos, Lucas y Juan), los relatos de la vida de Jesús en la tierra. Le darán una descripción detallada del carácter de Dios y le harán saber exactamente cómo es Él. Dedique tiempo para poder apreciar realmente cada escena, cada encuentro, cada enseñanza (ver Hebreos 1:1-3).

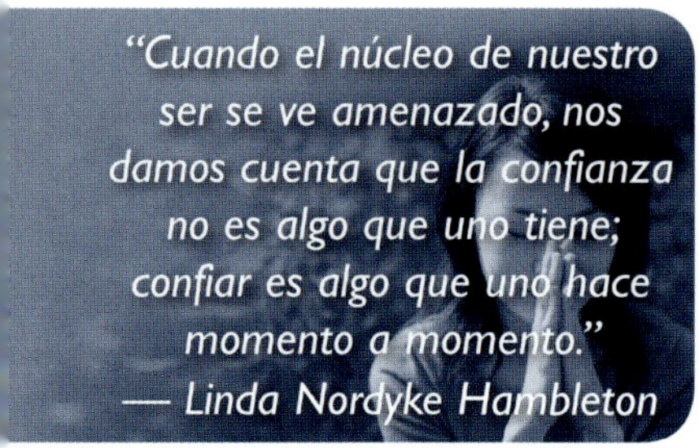
"Cuando el núcleo de nuestro ser se ve amenazado, nos damos cuenta que la confianza no es algo que uno tiene; confiar es algo que uno hace momento a momento."
— Linda Nordyke Hambleton

TERCERO, PIDA. Empiece a pedir la ayuda de Dios en áreas específicas de su vida. Y siga pidiendo. A medida que continúe, empezará a aprender más y más por la manera como Él responde. En sus oraciones, el "no" podrá ser tan instructivo como el "sí" de Dios. Pero siempre pida. Así es como ejercita su fe (ver Mateo 7: 7, 8). Lo invitamos a hablar con uno de nuestros capellanes. Ellos están comprometidos a acercarlo a Dios. Le pueden proveer un libro o lecciones de la Biblia que lo ayudarán a conocer a Dios.

Recuerde que ahora mismo tiene una fe por lo menos tan grande como una semilla de mostaza. Póngala en uso, y vea cómo cambia su mundo.

PASOS PARA LOGRAR EL ÉXITO

A continuación hay seis medidas prácticas para canalizar su éxito al CONFIAR EN EL PODER DIVINO:

TIEMPO JUNTOS: La clave para desarrollar una relación de confianza con alguien es pasar tiempo juntos. Lo mismo aplica cuando pasas tiempo con Dios. La comunión entre ustedes dos es esencial para desarrollar la confianza que le proporcionará una mejor salud.

UN LUGAR TRANQUILO: ¿Usted tiene una mecedora favorita, un banco aislado en un parque cerca de su casa o un banco donde acostumbra sentarse en su iglesia? Ese podría ser el lugar perfecto para encontrarse con Dios. Para otros, podría ser durante el tráfico de la hora punta con las ventanas del auto cerradas, la radio apagada y el mundo en suspenso. Nunca pierda una oportunidad para crear un "lugar tranquilo" para comunicarse con Dios.

LAS ESCRITURAS: A todos nos agrada recibir cartas de seres amados y de amigos. Las cartas nos mantienen conectados con las personas que son importantes en nuestras vidas. La Biblia es la carta de Dios para nosotros. ¿Qué mejor manera de conocer a Dios que leer la Biblia? Leer la Biblia nos mostrará la relación verdadera y de confianza que Dios anhela compartir con nosotros.

ORACIÓN: La oración puede ocurrir en cualquier lugar, en cualquier momento y no depende de una postura o palabras específicas. La oración es hablar; hablar honestamente, hablar sin temor, de amigo a amigo.

LIBROS: Visite una librería cristiana. Camine por los pasillos y obsérvelo todo, especialmente los libros bajo la sección de "lectura devocional". Elija tres o cuatro de los más interesantes y llévelos al sillón de "lectura" en la parte trasera de la librería. Revise una o dos páginas de cada cual, y luego elija uno para comprar. A menudo podemos ver a Dios en las palabras de otros cristianos que han dedicado sus vidas a una relación íntima con Dios.

PERSONAS: ¿Conoce a personas que parecen estar cerca de Dios? Conózcalas mejor. Haga preguntas. Escuche. Siga sus consejos. ¡Es probable que conozcan el camino!

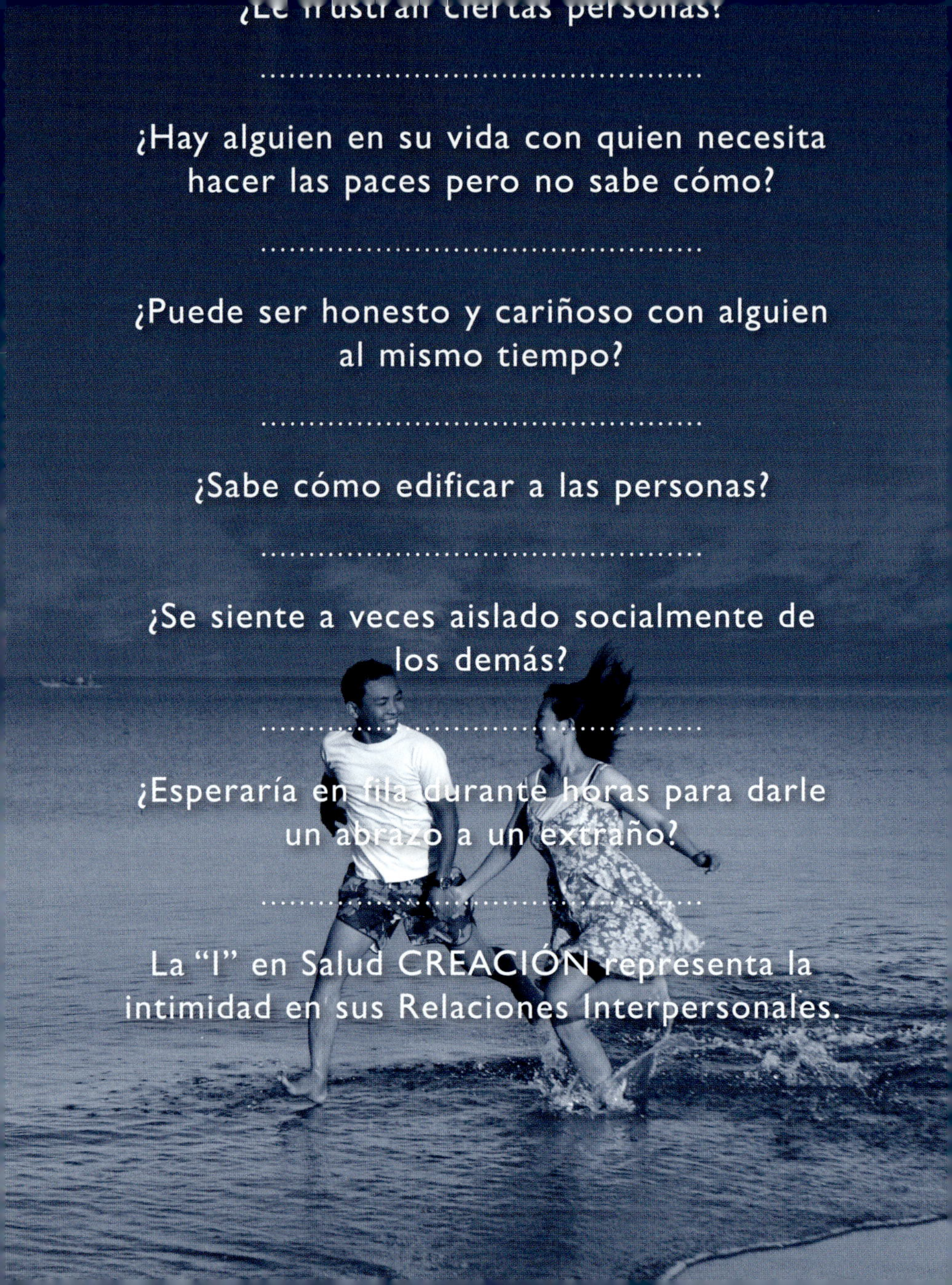

¿Le frustran ciertas personas?

¿Hay alguien en su vida con quien necesita hacer las paces pero no sabe cómo?

¿Puede ser honesto y cariñoso con alguien al mismo tiempo?

¿Sabe cómo edificar a las personas?

¿Se siente a veces aislado socialmente de los demás?

¿Esperaría en fila durante horas para darle un abrazo a un extraño?

La "I" en Salud CREACIÓN representa la intimidad en sus Relaciones Interpersonales.

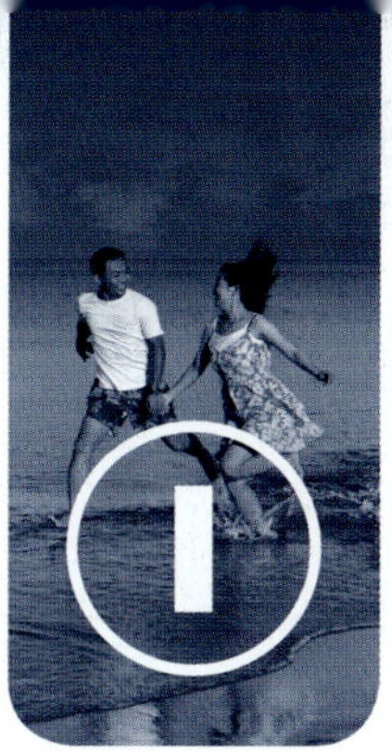

INTERRELACIONES PERSONALES

CAPÍTULO 7

La intimidad enriquece las relaciones

¿VALORA LAS PALABRAS AMABLES DE UN AMIGO cercano? ¿Qué le parece un abrazo de todo corazón en momentos de dificultad? La vida se llena de gozo cuando compartimos nuestras esperanzas y sueños, dolor y abrazos con familiares y amigos. Aun así, algunas de estas relaciones pueden representar nuestros mayores desafíos. Las personas pueden ser maravillosas, pero también pueden ser terribles.

Aquí es donde Dios interviene con su "caja de herramientas para las relaciones". Las herramientas que Dios usa con nosotros, como la gracia, el amor, la verdad y el tiempo, son las mismas herramientas que podemos usar con los demás. Se ha comprobado que estas herramientas construyen, nutren y hasta reparan las relaciones. Están diseñadas para ayudarnos a ser personas saludables y amigos compasivos.

Las relaciones son la prioridad número uno de Dios.

Dios no creó este mundo solamente para que sepamos la verdad acerca de Él (si bien eso es muy importante). Tampoco envió a Su hijo a la tierra en la persona de Jesucristo porque nuestro comportamiento era ejemplar. ¡Todo lo contrario! El misterio que la Biblia revela es que

"Dios es amor", y el amor no tiene otra alternativa que dar amor. Los padres tienen hijos porque quieren colmarlos de amor, y Dios creó a los seres humanos por la misma razón. Su naturaleza es el amor, y los seres humanos creados a Su imagen reciben este grandioso y maravilloso amor.

Es por eso que Dios se interesa y tiene tanto que decir acerca de las relaciones. Pero al igual que en otros aspectos tratados en este libro, Dios no es el único que sabe cuán importante son las relaciones para nuestra salud y bienestar.

APOYO CIENTÍFICO PARA LAS RELACIONES INTERPERSONALES

¿Sabía usted que mientras más amigos tenga, menor será la probabilidad de sufrir un resfriado? Eso fue lo que descubrió el Dr. Sheldon Cohen de la Universidad Carnegie Mellon.[42] Y si llega a tener un resfriado, la duración y la gravedad de los síntomas disminuyen si tiene muchas relaciones sociales. Por el contrario, el aislamiento social es devastador para la buena salud. Los amigos no sólo lo ayudan a disfrutar de la vida, sino también mejoran su capacidad de sanar.

En un estudio clásico publicado en la revista médica *The Lancet*, el Dr. David Spiegel de la Universidad de Stanford descubrió que las mujeres con cáncer de mama que participan en grupos de apoyo psicosocial viven más que aquellas que no participan.[43] Luego, investigadores de la UCLA descubrieron que tales intervenciones estructuradas en grupo reducen la mortalidad y la recurrencia del cáncer en los participantes.[44]

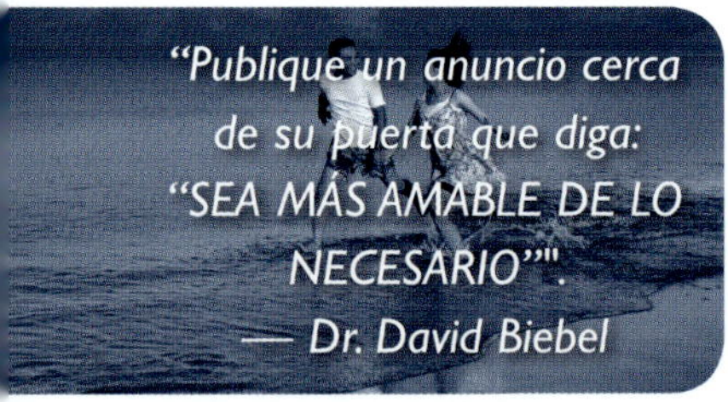
"Publique un anuncio cerca
de su puerta que diga:
"SEA MÁS AMABLE DE LO
NECESARIO"".
— Dr. David Biebel

A veces los beneficios de cierto factor se pueden apreciar mejor al analizar lo que sucede en su ausencia. Esto aplica en cuanto al apoyo social. El Dr. James House realizó una extensa investigación donde se estudió un total de 10.000 mujeres. La conclusión fue que el aislamiento social aumenta el riesgo de muerte por todas las causas. En el estudio realizado en el condado de Alameda, el riesgo es 2.8 veces mayor.[45]

OBTENGA SALUD MEDIANTE RELACIONES ÍNTIMAS

¿Qué relación existe entre las fiestas de barrio y la presión arterial baja? Un pequeño pueblo en Roseto, Pennsylvania parece tener la respuesta.

El gobierno descubrió que Roseto, Pennsylvania era una de las comunidades más saludables del país. Para encontrar la razón de ese nivel de salud superior comparado con el resto del país, enviaron a un grupo de investigadores. Su investigación reveló que los habitantes de Roseto eran muy unidos. Si alguien pasaba por alguna dificultad, la comunidad rodeaba a esa persona de ayuda. Se conocían unos a otros y con frecuencia cenaban juntos. El apoyo mutuo de la comunidad iba muy por encima de lo normal.[46]

La ciencia ha descubierto que contar con un buen sistema de apoyo social, tener amistades personales profundas, puede ser muy beneficioso para la salud. Algo que apoya este hallazgo, aunque de forma triste, es que con el tiempo, al cambiar los hábitos y la estructura de esta comunidad, el estado general de salud en Roseto ahora es similar al de los Estados Unidos.

EL INGREDIENTE HUMANO EN LA SANIDAD

En su libro *Love and Survival* [El amor y la supervivencia], el Dr. Dean Ornish, un médico conocido por su trabajo en revertir la enfermedad cardíaca, habla acerca del poder del amor y la intimidad. "No conozco", escribe, "ningún otro factor en la medicina, ni la dieta, ni fumar, ni el ejercicio, ni el estrés, ni la genética, ni las drogas, ni la cirugía-que tenga un mayor impacto en la calidad de vida, incidencia de enfermedades y en la muerte prematura por cualquier causa".

Ornish afirma que la soledad y el aislamiento aumentan la posibilidad de conductas dañinas tales como fumar y comer en exceso, contraer ciertas enfermedades o fallecer prematuramente, y de no experimentar plenamente el gozo de vivir cada día. "En resumen", afirma, "cualquier cosa que cause que alguien se sienta aislado con frecuencia provoca enfermedad y sufrimiento. Cualquier cosa que promueva el amor y la intimidad, la conexión y el sentido de comunidad, sana".[47]

Las investigaciones de la Universidad de California en Irvine concuerdan con esta conclusión. Sus estudios indican que la soledad y la falta de apoyo emocional pueden triplicar la posibilidad de recibir un diagnóstico de alguna condición cardíaca. Interesantemente, el estudio también demostró que tener sólo a una persona como apoyo emocional es suficiente para reducir el riesgo de enfermedades del corazón.[48]

ABC News presentó la historia de una mujer de la India que realizó una gira de abrazos por todo el mundo. Su nombre es Mata Amritanandamayi, pero algunos la llaman "la santa que abraza". Se estima que Mata ha abrazado a más de veinte millones de personas en varios países alrededor del mundo. Y ella no parece tener intenciones de detenerse. En sus visitas a ciudades estadounidenses como Nueva York, Los Ángeles, Chicago, Washington, DC y Boston, miles de personas esperaron en fila para ser abrazadas por una extraña. Cuando se le pregunta de dónde obtiene su energía, contesta, "No se necesita energía para amar. Es fácil".

El reportero Buck Wolf describe su experiencia con esta mujer que muchos afectuosamente llaman "Amma" o "Madre". "Aquí me encuentro, fundido en el profundo abrazo de una extraña. Me rodea con sus brazos, susurra a mis oídos y cariñosamente me besa la sien… 'Mi hijo, mi hijo, mi hijo, mi hijo', dice, mientras me mece una y otra vez. 'Te amo, te amo, te amo…' Miro a mi alrededor. Veo a mis vecinos neoyorquinos-ricos, educados y personas curtidas. ¿Por qué esperan estas personas durante horas…?

"'No soy religioso', me dice un banquero de veintiocho años. 'La conocí en Houston hace cuatro años. Ahora, la visito cada vez que tengo la oportunidad. Puede ser que ella simplemente sea una mujer mayor que da abrazos, pero eso es hermoso. Tal vez debamos apreciar nuestra necesidad de dar y recibir abrazos, de cuidarnos unos a otros'".[49]

Las personas saben cuándo son atendidas y cuándo se les ama. Y las personas que son cuidadas y amadas, sanan más rápidamente.

COMPAÑERISMO DE CORAZÓN

Dios valoró las relaciones desde el principio. Pasó seis días llenando la tierra con plantas y criaturas de toda clase para el disfrute de Adán.

Pero eso no sería suficiente. Aunque Adán tenía un paraíso, un jardín rebosante de una variedad asombrosa de cosas vivientes, necesitaba algo más. Y Dios sabía exactamente lo que necesitaba. "Luego Dios el Señor dijo: 'No es bueno que el hombre esté solo. Voy a hacerle una ayuda adecuada'" (Génesis 2:18, NVI).

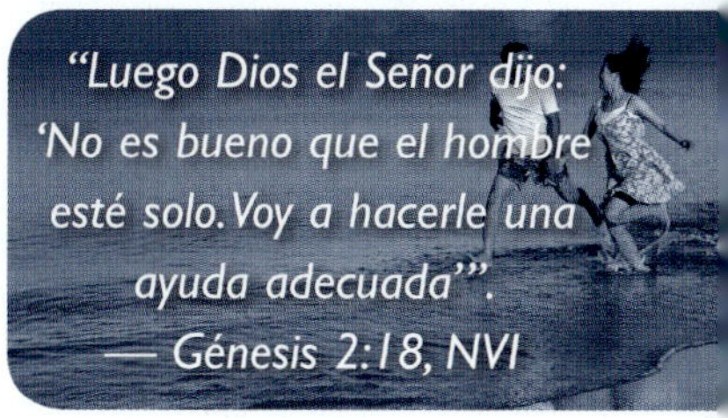

Adán estaba rodeado de criaturas vivientes, y aún así estaba solo por dentro. Había un vacío en su alma. No tenía la compañía de alguien como él, de otro ser humano. "Entonces Dios el Señor hizo que el hombre cayera en un sueño profundo y, mientras éste dormía, le sacó una costilla y le cerró la herida. De la costilla que le había quitado al hombre, Dios el Señor hizo una mujer y se la presentó al hombre" (Génesis 2:21-22, NVI).

Dios usó la costilla de Adán para crear a la primera mujer. La hubiera podido crear del polvo de la tierra, como lo hizo con Adán. O pudo haberla hecho de la nada (esa era la forma usual de trabajar de Dios). Pero tomó algo del pecho de Adán, cerca de su corazón, para demostrar que ella se quedaría cerca de él. Ella sería la persona quien recorrería la vida con él como su compañera de corazón.

Adán reconoció a su compañera del alma en cuanto la vio. "El cual exclamó: 'Ésta sí es hueso de mis huesos y carne de mi carne. Se llamará 'mujer' porque del hombre fue sacada'" (Génesis 2:23).

"Hueso de mis huesos, carne de mi carne", eso fue lo que Dios creó en el Jardín del Edén. Dio origen al compañerismo humano y a la intimidad. Él sabía que las relaciones interpersonales eran esenciales para nuestra salud y felicidad como seres humanos.

CALIDAD MEJORADA

He descubierto que lo que cuenta no es la cantidad sino la calidad de nuestras relaciones. No solamente se trata de la cantidad de personas que conocemos o a cuántas personas saludamos al día. Más bien, se trata de permitir que otras personas nos conozcan de verdad. Las relaciones nutren más cuando dedicamos tiempo para establecer estos vínculos.

La calidad de nuestras relaciones, en gran medida, determina la calidad de nuestras vidas. Mientras más retos afrontamos, más necesitamos a otras personas. Cuando alguien enfrenta una crisis por sí solo, es una tragedia. Cuando dos personas encaran una crisis juntas, hay un grupo de apoyo. El sentido de pertenencia hace que las personas se sientan apreciadas, amadas y valoradas. Provee un sentido de bienestar social y de control en medio de los giros y vueltas inesperadas de la vida.

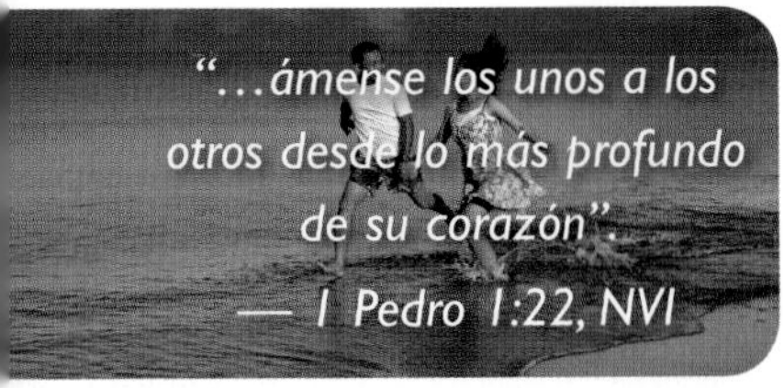
"...ámense los unos a los otros desde lo más profundo de su corazón".
— I Pedro 1:22, NVI

John (un nombre ficticio) es investigador de cáncer. Un día, su vida dio un giro inesperado cuando le diagnosticaron cáncer. Al escuchar la noticia, su familia inmediatamente lo rodeó y se convirtió en su grupo de apoyo. "Antes de recibir el diagnóstico", dice John, "cuando el médico me dijo, 'parece ser un linfoma y necesitamos realizar otros exámenes de laboratorio para estar seguros', yo estaba en un estado de shock. Como trabajaba como investigador de cáncer en un instituto oncológico, yo debía estar a salvo de esto, pero no fue así.

"Cuando le conté a mi familia que el médico me había hablado acerca del linfoma, fue difícil, pero todos me dieron su apoyo. Ninguno tomó la actitud de que era algo definitivo. Se reunieron a mi alrededor y me ofrecieron su apoyo como pudieron. Es muy importante que la familia participe en el proceso de sanación. A veces no nos damos cuenta, pero las personas que nos rodean nos afectan grandemente".

Cuando la familia y los amigos se unen a favor de un ser amado, sucede algo extraordinario. Se manifiesta la gracia. Alguien sana. No siempre sana algo físico, puede sanar algo emocional o espiritual. No obstante, la sanación se manifiesta de algún modo.

Recuerdo a la madre inconsciente que se encontraba en cuidado intensivo con poca esperanza de sobrevivir. Cuando sus hijos se reunieron a su alrededor, sintieron mucho remordimiento. "Si tan sólo hubiese pasado más tiempo con mamá", repetía su hijo menor. "Si no me hubiera ido de la casa... la lastimé mucho".

Uno por uno, todos los que estaban allí reunidos expresaron su pesar de las cosas que anhelaban haber dicho a su madre. Se unieron en oración y le pidieron a Dios que interviniera en la situación. Entonces ocurrió un milagro. Por un corto periodo de tiempo, la madre recuperó el conocimiento, y la familia entera disfrutó de un maravilloso momento de reconciliación. Todos dijeron lo que necesitaban decir. La madre se animó y estuvo alegre por un largo rato, y luego perdió nuevamente el conocimiento. Poco después, falleció. Pero falleció con un sentido de paz y gozo que no había experimentado antes, porque todas sus relaciones estaban en orden. Aunque la madre no experimentó una cura física, su corazón y el corazón de sus hijos recibieron sanación emocional.

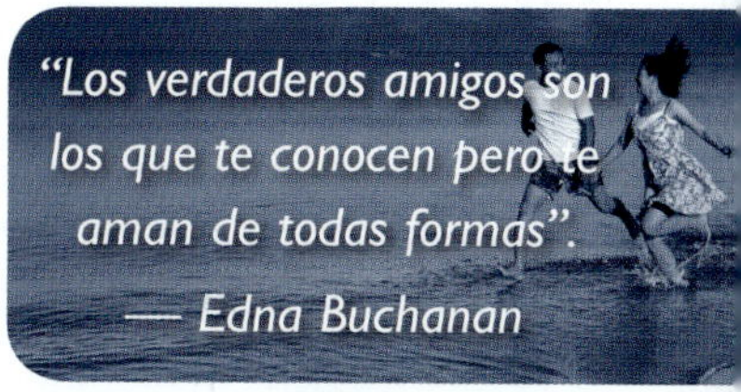

Al igual que esta familia obtuvo sanación en la unidad, Dios desea que usted y yo experimentemos la unidad con quienes nos rodean. Dios desea no solamente que seamos reconciliados a Él, sino también los unos a los otros.

DEJE SU DOLOR EN EL PASADO

La Dra. Herdley Paolini, reconocida psicóloga y autora de *Inside the Mind of a Physician* [Dentro de la mente de un médico], se especializa en ayudar a médicos a atravesar las circunstancias difíciles de la vida. La Dra. Paolini señala que, cuando se trata de las relaciones interpersonales, "Algunos de nosotros hemos experimentado profundas heridas en nuestras relaciones anteriores. Si el dolor nos hace aislarnos de los demás, la aflicción del pasado continúa y se une a la soledad presente.

"Las relaciones interpersonales contribuyen ampliamente a nuestro crecimiento personal y también causan la mayoría de nuestra aflicción en la vida. A la larga, aunque las relaciones a veces nos quebrantan, es también por medio de las relaciones que logramos sanar.

"La historia del Dr. Mark ilustra esto muy bien. Luego de un doloroso divorcio, luchó y perdió la custodia de sus dos hijos pequeños. Se prometió a sí mismo 'nunca' comprometerse en otra relación. Su ira, amargura y resentimiento se reflejaban en cada interacción con las mujeres: colegas médicas, enfermeras, novias, e incluso con otros hombres. Su experiencia con su exesposa condicionó su manera de ver las relaciones y a los demás. Sin embargo, no se daba cuenta de cómo se expresaba su dolor interior ni del impacto del mismo en sus relaciones actuales.

"No fue hasta que una enfermera, cansada de ser tratada mal, amablemente le dijo cómo lo veía. A raíz de ese encuentro con la realidad, decidió buscar ayuda profesional. Así pudo recibir ayuda para sanar su dolor, iniciar el proceso de perdonarse a sí mismo y a los demás, aprender y crecer a partir de esa experiencia y nuevamente abrir su corazón a los demás. Su nueva capacidad de aceptarse a sí mismo y las relaciones con los demás mejoró la relación con su exesposa y sus hijos, y facilitó una nueva relación sentimental que derivó en un matrimonio gratificante para los dos".[50]

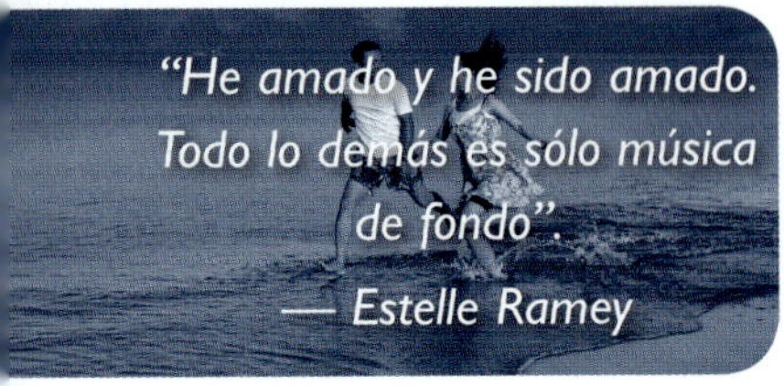

Si usted vive en conflicto por relaciones difíciles del pasado, ¿por qué no se hace un favor a usted mismo (y a quienes le rodean)? Deje atrás su amargura. Busque ayuda profesional o hable con alguien que lo conozca y lo ame y que pueda ofrecerle un oído comprensivo. Uno de los pasos más importantes que podemos tomar para mejorar nuestra salud es lidiar con el dolor de las heridas pasadas. Esto nos ayuda a sanar y aprender a desarrollar relaciones saludables, seguras y mutuamente gratificantes.

INVIERTA EN LOS DEMÁS

La imagen básica de una relación saludable que proviene del Edén es la de dos personas juntas, dos personas entregándose una a la otra.

En un mundo lleno de personas absortas en sí mismas, es fácil crear nuestro propio mundo: mi espacio personal, mis límites, mis necesidades, mis limitaciones. La tecnología y la afluencia, especialmente en países desarrollados, nos hacen depender menos de los demás que en el pasado. Sin duda, esto puede ser beneficioso algunas veces. Después de todo, nadie quiere ser una carga para sus seres queridos. Pero también estamos más aislados e independientes unos de otros. Lo más triste es que al no atender las relaciones que realmente son importantes, existe un mayor vacío en nuestro interior.

Dios sabía que los seres humanos necesitamos un nivel de comprensión muy profundo. Por eso realizó la primera boda en el Jardín del Edén, y unió a Adán y a Eva para ser una sola carne. Dios los diseñó para estar juntos y aferrarse el uno al otro.

Nuestros matrimonios necesitan esa clase de compromiso, y nuestras amistades también requieren un grado mayor de intimidad. La sanidad y el sustento fluyen hacia nosotros en la medida que invertimos tiempo y energía, y todo nuestro ser, en las vidas de los demás. Nos tenemos que abrir a las otras personas para desarrollar relaciones significativas. La realidad es que uno tiene que ser honesto y transparente con los demás para recibir apoyo y sanación.

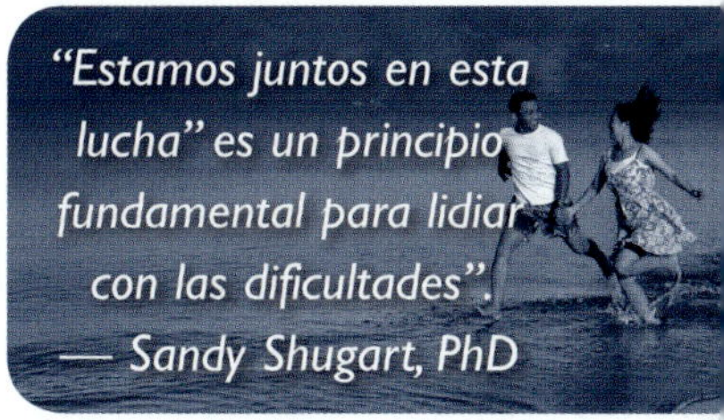

Adán y Eva conocían este tipo de transparencia. La Biblia dice, "Y aunque Adán y su mujer andaban desnudos, no se avergonzaban de andar así" (Génesis 2:25). Tal desnudez va mucho más allá que dos personas sin ropa. Son dos personas, cara a cara y vulnerables, quienes no tienen nada que esconder.

Ese es el tipo de relación que Dios estableció en el jardín. Al principio, Él hizo posible un compañerismo honesto, saludable y acogedor. Y ese continúa siendo Su plan para cada uno de nosotros.

Las relaciones saludables son regalos que siguen dando frutos y proveen sanidad y plenitud que perduran. Desde hoy, usted puede obsequiar este regalo a los demás.

PASOS PARA LOGRAR EL ÉXITO

A continuación hay seis medidas prácticas para canalizar el éxito en las INTERRELACIONES PERSONALES:

FAMILIA: Aprenda acerca de la historia de su familia y prepare un libro con fotos de sus antepasados. Disfrute de una noche familiar frecuentemente en la cual todos se reúnen para comer o hacer algo divertido. Mejor aún, dedique tiempo con cada miembro de su familia esta semana.

AMIGOS: Fomente amistades de calidad. Salga de su zona de confort y dedique tiempo especial a otros. Por lo general, esto tendrá lugar durante fiestas, caminatas, juegos o deportes que proveen la oportunidad de hablar de muchos temas.

VECINOS: Sea atento y amigable con quienes viven cerca de usted. Si tiene vecinos de la tercera edad, ofrézcale llevarlos al supermercado. Dé la bienvenida a nuevas familias con pasteles, panes o flores. Ofrézcase a sus vecinos a cortar el césped y cuidar del patio cuando salgan de vacaciones.

ORGANIZACIONES: Únase a una organización local en la cual pueda compartir sus habilidades y desarrollar nuevas amistades. Conviértase en un hermano o hermana mayor. Ayude a construir un lugar de convivencia para la humanidad. Lea con los chicos en la biblioteca. Si está calificado, sea entrenador de fútbol o de una liga de béisbol.

IGLESIA: La familia de su iglesia fácilmente puede llegar a ser el corazón de su sistema de apoyo personal. No asista únicamente; elija ser parte de un ministerio de servicio de su iglesia que vaya a la par con su corazón y sus habilidades. Ayudar a otros es una excelente manera de mejorar su salud.

TRABAJO: No descuide las relaciones valiosas con sus colegas de trabajo. Conózcalos a ellos, a sus familias, y también sus anhelos. En el proceso, su trabajo podría hacerse más fácil.

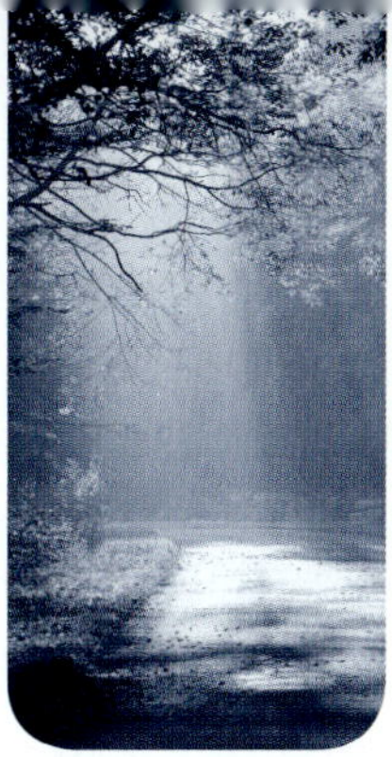

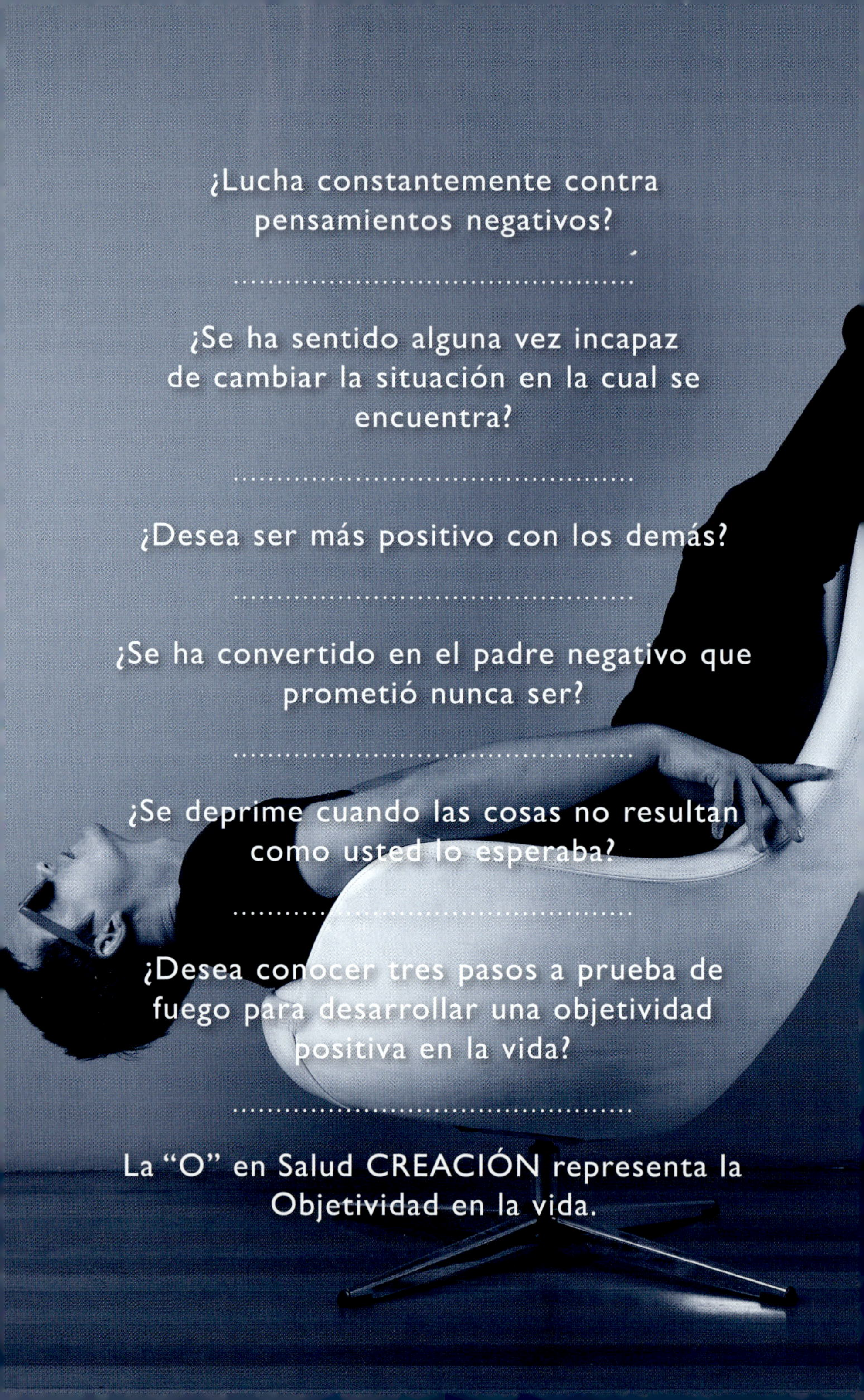

¿Lucha constantemente contra pensamientos negativos?

¿Se ha sentido alguna vez incapaz de cambiar la situación en la cual se encuentra?

¿Desea ser más positivo con los demás?

¿Se ha convertido en el padre negativo que prometió nunca ser?

¿Se deprime cuando las cosas no resultan como usted lo esperaba?

¿Desea conocer tres pasos a prueba de fuego para desarrollar una objetividad positiva en la vida?

La "O" en Salud CREACIÓN representa la Objetividad en la vida.

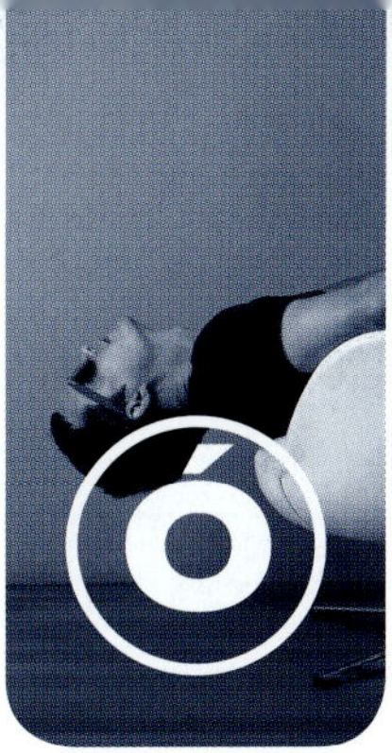

OBJETIVIDAD EN LA VIDA

CAPÍTULO 8

Su mente ayuda a sanar su cuerpo

LA OBJETIVIDAD EN LA VIDA ES UN REGALO QUE USTED se hace a sí mismo; son los colores con los que pinta el mundo. Algunos de nosotros dejamos manchas grises y moradas cuando fruncimos el ceño durante el día. Esa es nuestra decisión. Otros dejan diseños brillantes dorados, verdes y celestes. Eso también es nuestra decisión.

Dios nos creó a cada uno de nosotros para ser diferentes, especiales, únicos y maravillosos. Pero no es parte de Su plan que tengamos una objetividad negativa. La objetividad negativa de la vida apaga las luces de la esperanza. Transforma el amor en odio y la tranquilidad en estrés.

La objetividad positiva en la vida hace lo opuesto. Enciende las luces, promueve el amor y permite que nuestros corazones se enfoquen en oportunidades y no en problemas. Dios nos creó para que seamos positivos, y Su ejemplo es el modelo. ¿Qué pudo haber sido más desalentador que crear algo tan maravilloso como el universo, el mundo, el Jardín del Edén, y luego ver cómo lo más especial y amado de la creación, los seres humanos, se volvieron contra Él? Aún así, Dios no se deprimió ni estuvo abatido en el cielo por miles de años. Comenzó Su obra inmediatamente para restaurar nuestra relación con Él. Familiarizado con la fragilidad humana, ¡seguramente Dios es muy optimista!

APOYO CIENTÍFICO PARA EL PUNTO DE VISTA

La actitud es mucho más que un estado mental. Puede influenciar la manera en que el cerebro maneja el proceso de la sanación. El Dr. Richard Davidson de la Universidad de Wisconsin descubrió que las personas que tienen una actitud positiva tienen más actividad eléctrica y metabólica en el lóbulo anterior izquierdo del cerebro. Esta es la parte del cerebro que, al ser activada, se asocia con un mayor número de células NK, las células que nos ayudan a luchar contra los virus y tal vez hasta contra el cáncer. No está claro cuál es la gallina o el huevo, pero algunos estudios sugieren que con sólo tener pensamientos positivos se puede activar la región del cerebro asociada con un mejor sistema inmune.[51]

La Dra. Margaret Kemeny descubrió que las expectativas personales son indicadores significativos en la progresión del VIH, especialmente cuando la persona de enfoque pesimista ha sufrido una pérdida. Los pacientes en el estudio perdieron más linfocitos T CD4 y tuvieron un mayor aumento de los marcadores activados en el suero y en la superficie celular. No se sabe con claridad de qué manera la actitud afecta el pronóstico de un paciente con VIH. Es posible que provoque cambios en el sistema inmunológico por medio de los centros del miedo del cerebro. O quizá los efectos negativos hacen que la persona se dé por vencida e ignore las opciones que podrían mejorar su salud.[52]

ES SU IMAGINACIÓN

Todos hemos escuchado la frase "Todo está en su mente". Pero las investigaciones científicas recientes parecen corroborar que este dicho es más cierto de lo que pensamos. La evidencia muestra una correlación real entre la mente y el cuerpo.

En un artículo de la revista *Time* titulado "How Your Mind Can Heal Your Body" [Cómo su mente puede sanar su cuerpo], Michael D. Lemonick escribió, "Más y más médicos y pacientes reconocen que los estados mentales y el bienestar físico están íntimamente relacionados" (*Time*, 20 de enero, 2003). "Un cuerpo enfermo puede resultar en una mente enferma, y una enfermedad de la mente puede provocar o empeorar las enfermedades físicas. Si mejora algún aspecto de la salud, otras áreas del ser humano se benefician también". [53]

Se está comprobando que la depresión puede ser muy destructiva a la salud física. "La depresión se resalta como un factor de riesgo independiente para las enfermedades del corazón", informa Dwight Evans, profesor de psiquiatría, medicina y neurociencia en la Universidad de Pennsylvania. "Puede ser tan perjudicial como el colesterol alto".[54]

Las enfermedades del corazón no son las únicas condiciones médicas que empeoran por la depresión. Los que sufren de cáncer, diabetes, epilepsia y osteoporosis también parecen "...tener un mayor riesgo de discapacidad o muerte precoz cuando se encuentran clínicamente deprimidos".[55] De hecho, el 10 por ciento de los hombres diabéticos y un 20 por ciento de las mujeres diabéticas también sufren de depresión, una tasa dos veces mayor a la de la población en general. Los pacientes diabéticos con depresión son mucho más propensos a padecer complicaciones, entre ellas las enfermedades cardíacas, daños a los nervios y ceguera.[56]

"El estrés es una expresión de temor. El temor y la fe son opuestos exactos y usted no puede operar en ambos al mismo tiempo".

— Freeda Bowers

De acuerdo con los estudios de Philip Gold y Giovanni Cizza del Instituto Nacional de la Salud Mental, las mujeres pre menopáusicas con depresión tienen una tasa mucho más alta de pérdida de masa ósea que las que no sufren de depresión.[57] Según el artículo de Lemonick publicado en la revista *Time*, se estima que 350.000 mujeres contraen osteoporosis cada año por causa de la depresión.[58] Varios estudios han vinculado la depresión con otras enfermedades como el cáncer, la enfermedad de Parkinson, la epilepsia, los derrames cerebrales y la enfermedad de Alzheimer.

(Es necesario aclarar que, en algunos casos, la depresión se origina en un trastorno químico provocado por una mezcla dañina de drogas en el pasado, por causas genéticas o por la angustia a largo plazo sin resolver. La depresión causada químicamente a menudo se puede tratar por medio de la intervención médica; la mejora ocurre al combinar el medicamento correcto en la dosis correcta con la psicoterapia. Si bien nadie "elige" estar deprimido, elegir ciertas perspectivas puede afectar a quienes están deprimidos, entre ellos muchos que han sido diagnosticados con depresión clínica.)

De la misma manera en que la depresión puede paralizar nuestra objetividad en la vida, también pueden hacerlo las emociones negativas como la ira y el temor. Un estudio fascinante de la Universidad de Duke titulado "Anger Kills" (La ira mata) examinó el perfil de médicos en la escuela de medicina para determinar su nivel de ira. (En este caso, la ira no sólo es estar disgustado por algún incidente, ya que eso nos pasa a todos. La ira aquí significa una orientación de vida, la personalidad explosiva que rutinariamente resiente todo irritante u obstáculo pequeño.) Los médicos a un nivel alto en la escala de ira sufrieron una mayor incidencia de enfermedades cardíacas veinticinco años más tarde.[59]

Después de los ataques al World Trade Center [Centro de Comercio Mundial] en Nueva York, Jonathan Steinberg, jefe de cardiología en el St. Luke's-Roosevelt Hospital Center de Nueva York, dirigió un estudio con pacientes cardíacos de la ciudad. Encontró que sufrieron el doble de la frecuencia normal de arritmias cardíacas severas en los meses posteriores a los ataques. "El estrés prolongado tiene consecuencias fisiológicas", observó Steinberg. Estos pacientes vivieron eventos potencialmente fatales, pero a muchos de ellos se les hizo difícil identificarse como personas con temor sin razón.[60]

"El estado psicológico del temor nos afecta biológicamente", dice la Dra. Carole Lieberman, psiquiatra de Los Ángeles. "Las personas que están ansiosas beben y comen más. Sufren más accidentes. Son más propensas a contraer resfriados o a sufrir ataques cardíacos".[61]

"El estrés", agrega Afton Hassett, un experto en enfermedades psicosomáticas, "casi siempre se expresa por medio de algún síntoma físico".[62]

DE LA INCAPACIDAD AL OPTIMISMO

Hace varios años, el investigador Martin Seligman realizó experimentos en donde demostró que los perros pueden aprender a ser incapaces en diversas situaciones. Seligman luego aplicó esos mismos experimentos a seres humanos. Descubrió que durante el transcurso de nuestras vidas, todos desarrollamos algo que se denomina "incapacidad aprendida".

¿Cómo cambiamos esto? Seligman descubrió que por medio del "optimismo aprendido" podemos cambiar nuestra objetividad en la vida, y entonces empezamos a creer que tenemos la capacidad de cambiar nuestras vidas. Aunque no podemos cambiar a otras personas ni ciertas circunstancias, podemos asumir el control de nuestras vidas y tomar pasos pequeños que transforman nuestra objetividad en la vida, y a la vez, nuestra salud y bienestar.[63]

Cité anteriormente lo que dijo el sobreviviente del Holocausto, Viktor Frankl, en su libro *Man's Search for Meaning* [El hombre en busca de significado]. Frankl lo escribió después de pasar dos años en un campamento de concentración nazi. Durante ese tiempo, concluyó: "Tengo muy poca libertad desde el punto de vista físico". Sin embargo, afirmó: "Tengo toda la libertad del mundo para dirigir intelectualmente las experiencias que tengo en la vida... Los que vivíamos en campos de concentración recordamos a los hombres que visitaban las barracas confortando a otros, compartiendo su último pedazo de pan. Tal vez fueron pocos en número, pero fueron evidencia de que se le puede quitar todo al hombre menos una cosa: la última de las libertades humanas, elegir nuestra actitud ante cualquier circunstancia, elegir nuestro propio camino".[64]

> *"Medita en la belleza de la vida. Mira las estrellas, y ves corriendo con ellos".*
> *— Marco Aurelio*

El Dr. David Biebel, coautor del libro *52 Ways to Feel Great Today* [52 maneras de sentirse bien hoy], tiene muchas razones para tener una perspectiva sombría en su vida, luego de haber perdido un hijo y casi perder a otro a causa de una enfermedad genética. En el capítulo titulado "Be The Bear" [Sea el oso], relata su visita a la casa de un amigo donde vio una famosa fotografía colgada sobre la chimenea. La foto mostraba un oso pardo que esperaba sobre una cascada con su boca abierta, listo para atrapar a un salmón a medio salto. El salmón había luchado fuertemente para llegar hasta la cascada. Por un lado, la imagen parecía desoladora. El Dr. Biebel recuerda haberse identificado con el sufrimiento del pobre salmón. Sí, pensó. Así es la vida, sin sentido. Uno supera obstáculos en el camino pero después, justo cuando el objetivo está a la vista, la muerte lo espera.

El Dr. Biebel le preguntó a su amigo con qué se identificaba más: con el oso o con el salmón. El amigo respondió, "El oso". La respuesta hizo que el autor viera la fotografía de otro modo, no desde la perspectiva de "víctima" del salmón, sino desde la de "vencedor" del oso. Cuanto más reflexionaba sobre las implicaciones, más le gustaba. Consiguió un afiche con la misma imagen del oso y el salmón y escribió "SEO" sobre la imagen con un marcador permanente. Las siglas significan "Sea el oso". La foto ahora está colgada en la sala de su hogar.[65]

Nadie tiene por qué ser víctima; todos podemos ser osos. Depende de cómo uno decide ver las cosas. ¡Usted puede elegir! La objetividad en la vida no es consecuencia de lo que otros le hacen, usted tiene el control de su objetividad en la vida.

Puede optar por ver lo bueno. Puede escoger ver lo bello y apreciar lo que le rodea. Sus elecciones alteran su manera de ver la vida, ya sea para mejorar o para distorsionar su perspectiva.

EN LA JUNGLA, LA JUNGLA SILENCIOSA

Aunque usted no lo crea, estos increíbles descubrimientos acerca de la mente y el cuerpo tienen sus raíces en la historia de la creación. Sin embargo, muchas veces se ignora esta parte del relato.

Génesis 2:19 describe lo que sucedió después de Dios crear a los animales. "Y así, Dios el Señor formó de la tierra todos los animales del campo, y todas las aves de los cielos, y se los llevó a Adán".

Imagínese la escena. Aunque Adán era un hombre completamente desarrollado, también era un recién nacido en cierto sentido. Al observar a todas esas bestias poderosas, Adán podría haberse sentido intimidado. Después de todo, eran criaturas que de mirarlas, podían causar temor. Pero preste atención a lo que Dios hizo. "[Él] se los llevó a Adán para ver qué nombre les pondría; y el nombre que Adán les puso a los animales con vida es el nombre que se les quedó. Adán puso nombre a todos los animales y a las aves de los cielos, y a todo el ganado del campo" (Génesis 2:19,20).

¿No es éste un detalle maravilloso en la historia de la creación? ¿Por qué cree que Dios incluyó a Adam en el nombramiento de los animales? Aunque el relato en Génesis no menciona la razón, creo que tal vez fue una manera de Dios decirle a Adán, "No tengas miedo. Son tus mascotas. Dale a cada uno un nombre. Son tus compañeros de juego". Adán tenía un zoológico entero en donde jugar y una cantidad inmensa de amigos lanudos y no tan lanudos.

Desde el principio, Dios buscó inculcar en Adán una perspectiva positiva del mundo que lo rodeaba. No veía peligros o enemigos; veía compañeros de juego.

El relato bíblico cuenta que, poco antes, "el Señor Dios plantó un jardín al este en Edén, y allí Él puso al hombre a quien Él había formado" (Génesis 2:8). Dios lo colocó en lo que Él llamó un jardín, un jardín bello y magnífico. Ayudó a Adán a ver el mundo como un jardín donde jugar y crecer sin peligro alguno. Lo guío para que viera la naturaleza como una fuente de sustento.

En el Jardín del Edén, el primer ser humano recibió un maravilloso mensaje de tres partes:

Juega con todo tu corazón.

Vive con toda tu vida.

Ama con todo tu ser

Esa es la objetividad positiva de la vida, un punto de vista que espera cosas buenas. Este es otro elemento clave en la historia de la creación en Génesis. Y ahora, en el siglo veintiuno, las investigaciones confirman el mismo principio: nuestra objetividad en la vida, nuestra forma de ver la vida, puede ayudar a moldear nuestro mundo interior. Tenemos que ser dueños de nuestro punto de vista y asumir responsabilidad del mismo. Cada uno de nosotros puede transformar su entorno de jungla a jardín. Podemos convertir las bestias en compañeros de juego.

> *"Cuanto más viejo uno es, más se da cuenta de que la bondad es sinónimo de la felicidad".*
> *— Lionel Barrymore*

SEA OPTIMISTA

Más adelante en la historia de la creación, Dios nos da pautas para mantener una objetividad positiva en la vida. Sus instrucciones se manifiestan como advertencias para Adán y Eva acerca del árbol del conocimiento del bien y del mal. Observe cómo lo presenta: "Y Dios el Señor dio al hombre la siguiente orden: Puedes comer de todo árbol del huerto, pero no debes comer del árbol del conocimiento del bien y del mal" (Génesis 2:16,17).

Árboles frutales de toda clase llenaban el Jardín del Edén. Y Dios dijo, "Todo esto es tuyo para que lo disfrutes. Solamente hay un árbol, una clase de fruta, que no es buena para ti".

¿Cuál es el cuadro que Dios enfatiza aquí? ¿Cuál es la perspectiva? "Observa todo lo que es bueno", Él nos dice. "Mantén esto en mente. No te enfoques en lo malo".

En el Nuevo Testamento, un hombre llamado Pablo explica un poco más sobre esta perspectiva. "Ahora bien, sabemos que Dios dispone todas las cosas para el bien de los que lo aman, es decir, de los que Él ha llamado de acuerdo a Su propósito" (Romanos 8:28).

En otras palabras, nos pueden suceder cosas malas, como Jesús mismo dijo, "En el mundo, tendrán tribulación" (Juan 16:33).

Pero Dios obra para extraer lo positivo de todas las cosas. Así que no nos debemos dejar vencer por la ansiedad. ¡Hay que vivir con esperanza!

Lo opuesto a la esperanza es la desesperación o la depresión. Un estudio de quince años de duración realizado por Kaiser Permanente, la organización de atención médica más grande de los Estados Unidos, concluyó que las personas con depresión utilizan los servicios del cuidado de la salud cinco veces más que la población en general. Si se le enseña a las personas a tener esperanza, esto puede contribuir a mejorar su salud.

La Dra. Rebecca Moroose, directora médica de un instituto oncológico, lo dice de esta forma: "Las personas que tienen esperanza, las personas que tienen una meta, las personas que tienen un futuro que desean lograr, con frecuencia viven más que aquellos que se dan por vencidos cuando reciben un diagnóstico grave".

En lugares como las clínicas de fisioterapia, hasta un 80 por ciento de la recuperación tiene que ver con la actitud mental. Como dice un terapeuta: "Cuando alguien ha sufrido una lesión y necesita recuperarse físicamente, es necesario que la parte mental esté en sintonía. Lograr motivarlos es muy difícil, requiere trabajo. Pero ver sus logros diarios les brinda la inspiración mental para decir: 'Yo puedo hacer esto'".

Tuve la bendición de tener un padre muy optimista. De hecho, me decía, "el desánimo es la anestesia del diablo cuando te quiere sacar el corazón". Creo que la esperanza, por otro lado, es el medicamento genérico del alma.

PERDONE A SUS PROVOCADORES

En muchos casos, elegir la esperanza significa dejar el pasado atrás. Al principio, en el jardín, Dios estableció una actitud de perdón. Después de todo, a Él lo habían desobedecido. Adán y Eva habían comido de la fruta prohibida. Ignoraron Su consejo y traicionaron la confianza puesta en ellos.

> *"Las cosas resultan mejor para quienes forjan lo mejor del resultado de las cosas".*
> *— John Wooden*

¿Cómo reaccionó Dios? ¿Les dio la espalda a quienes lo decepcionaron? ¿Empezó a tramar contra ellos?

No. Dios no guardó resentimiento ni acumuló rencor. Al contrario, les mostró a Adán y a Eva cómo encontrar el perdón.

El perdón es el segundo elemento esencial de una objetividad positiva en la vida. Hay que estar dispuesto a perdonar a los demás, dejando a un lado los daños provocados. Si no lo hace, se perjudicará principalmente a usted mismo.

Se ha dicho que la amargura es como tomar veneno con la esperanza de que la otra persona muera. Ese refrán es muy cierto. Mantenerse enojado es improductivo y autodestructivo. El psicólogo Loran Toussaint y sus colegas del Instituto para Investigación Social de la Universidad de Michigan encontraron que perdonar a otros estaba íntimamente relacionado con una mejor autoevaluación de la salud física y mental.[66] Otros estudios han demostrado que aferrarse a la hostilidad y al estrés que ésta produce puede debilitar el sistema inmunológico y aumentar el riesgo de ataques al corazón. Por otro lado, tener un espíritu de perdón puede reducir dicho riesgo.[67]

El psicólogo deportivo Herndon Harding nos cuenta sobre un jugador de béisbol de las ligas menores de Los Angeles Dodgers. Cuando no jugaba bien, el atleta arrojaba bates o atacaba verbalmente, aparentemente para evitar que los demás lo criticaran primero. Sin embargo, tal conducta lo convertía en blanco, en especial para dos fanáticos que lo provocaban constantemente.

En una ocasión, luego del bateador quedar eliminado, los dos jóvenes empezaron a burlarse de él nuevamente. Con una mirada de determinación, el jugador caminó hacia la valla, cerca del lugar donde estaban sentados, y con un gesto les indicó que bajaran. Los provocadores no estaban seguros si querían enfrentarse a un atleta enojado con un bate a mano, pero se armaron de valor y descendieron. En lugar de estar furioso, como era lo usual, el jugador decidió responder de forma diferente. Pasando el bate por encima de la valla, lo tomó por la parte posterior y lo acercó a los jóvenes, diciendo: "¿Quieren un bate de los Dodgers?"

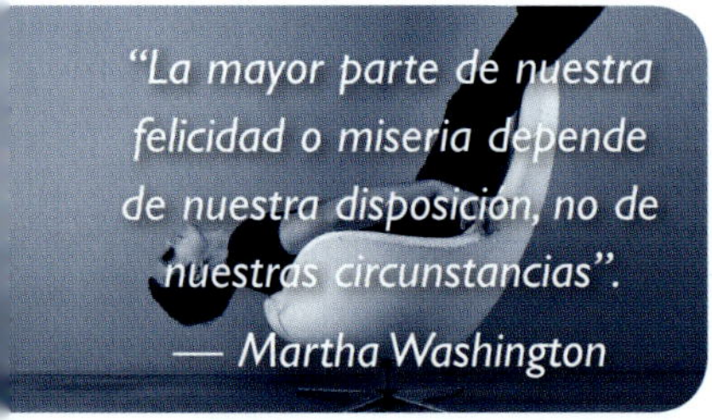

Después de eso, nunca más volvieron a molestarlo. Asistieron a casi todos los juegos, y no hicieron nada más que apoyarlo y animarlo a viva voz del mismo modo que antes lo provocaban. Este evento cambió la vida del jugador, pues se dio cuenta de que podía elegir reaccionar de otra manera. No solamente alteró su objetividad en la vida; una buena acción transformó también su entorno.

Tal vez no lo sabía, pero ese jugador de béisbol siguió el consejo de Pablo para lidiar con personas difíciles que nos han hecho daño. "En vez de eso, sean bondadosos y misericordiosos, y perdónense unos a otros, así como también Dios los perdonó a ustedes en Cristo" (Efesios 4:32). Si nos aferramos a rencores y daños, nuestros corazones se enfermarán, nuestras almas se marchitarán y eventualmente nuestros cuerpos sufrirán físicamente también.

A VER CON LOS OJOS DE DIOS

A menudo, cuando nos suceden cosas malas y sufrimos, queremos culpar a alguien o deseamos que los demás sufran. Lo que realmente necesitamos es buscar una solución. Tenemos que enfrentar nuestros problemas en lugar de proyectarlos en otras personas. Debemos dejar a un lado la tendencia a culpar, y empezar a asumir la responsabilidad por nuestras emociones y conducta.

En el famoso "Sermón del Monte" (ver Mateo 5-7), Jesús habló acerca de personas que critican a los demás compulsivamente. "Saca primero la viga de tu propio ojo, y entonces verás bien para sacar la paja del ojo de tu hermano" (Mateo 7:5).

Saca la viga de tu propio ojo. En otras palabras, encárguese de sus propios asuntos. No culpe a los demás. Busque una solución que repare en lugar de hacer daño. Hay tres elementos de una perspectiva saludable:

Primero, busque lo bueno.

Segundo, aprenda a perdonar.

Y finalmente, asuma la responsabilidad.

Lo más importante no es lo que nos sucede, sino cómo vemos y asimilamos lo que nos ocurre. Nuestra perspectiva determina nuestro progreso en todas las situaciones de la vida.

La historia de Donna, una paciente cuadripléjica, ilustra perfectamente este punto.

"Cuando me di cuenta por primera vez de que estaba paralizada y que estaría en una silla de ruedas", recuerda, "estaba realmente enojada y herida, y sentía como si alguien me debiera algo. No era justo. ¿Por qué a mí? Al pasar el tiempo, me di cuenta de que no iba a mejorar mucho, y necesitaba aceptarlo. Nadie me suplicaría que hiciera nada, así que yo misma tenía que encargarme de mi vida y hacer algo con ella, ser feliz, pues… esta era mi realidad".

"Donna había estado en silla de ruedas durante once años cuando vino a verme", recuerda Jeannine Chonotar, su fisioterapeuta. "Lo que realmente me impresionó de ella fue su objetividad en la vida. Aunque todavía estaba en silla de ruedas, Donna aprendió a vestirse y a bañarse.

Preparaba su comida y aprendió a manejar su auto. De hecho, regresó a su profesión como modelo".

"Nunca pensé que algún día conocería a un gran hombre", reconoce Donna. "Pero lo encontré y me casé. Ahora salgo y hablo con personas que sufrieron lesiones recientemente y les infundo ánimo. Mírenme a mí, les digo. Estoy bien. Todo estará bien. Usted podrá seguir adelante".

"Después de estar en silla de ruedas durante once años, podría haber sido muy fácil para Donna desanimarse, deprimirse y hasta sentir odio por la vida", observa Jeannine. "Pero en su lugar, Donna se ha convertido en una inspiración para mí y para muchas otras personas.

"La vida es tan frágil", dice Donna, "y aprecio tanto lo que tengo ahora. Y en realidad la vida no está tan mal; está bastante bien. Siempre puedo hacer algo y divertirme".

Una objetividad positiva en la vida puede ser la diferencia entre el progreso y la parálisis. Y Dios nos ha dado maravillosas promesas y garantías que nos hacen seguir adelante, aún en las peores circunstancias. A continuación compartimos tres consejos prácticos para mejorar su objetividad en la vida.

Primero, busque los aspectos positivos de las situaciones y las otras personas. No tiene que ser ciegamente positivo. No significa actuar sin pensar o aceptar lo malo, sino decidir enfocar la mayoría de sus pensamientos en lo bueno.

Segundo, aprenda a perdonar; no viva en el pasado. Muchas personas quieren "equilibrar" las cosas antes de perdonar. La realidad es que la mayoría de las ofensas contra nosotros no se pueden corregir. Es por eso que dar el regalo del perdón muchas veces es la mejor decisión. En el libro *Perdone para vivir*, el autor y Dr. Dick Tibbits describe cómo dejamos espacio en la mente para toda clase de emociones dolorosas cuando no perdonamos. Perdonar no significa admitir que otra persona tiene la razón; es dejar de ser su juez y jurado, y encomendar ese trabajo a Dios.[68]

Finalmente, asuma responsabilidad por sus acciones, comportamiento y emociones. "Sea dueño de sus asuntos" es un reto terapéutico popular y un buen consejo. Jesús dijo, "La verdad le hará libre", lo cual implica aceptar la realidad de la conducta propia. Haga una autoevaluación. ¿Qué clase de actitud ha tenido últimamente? ¿Con qué actitud llega a su casa por las noches? Analice con detenimiento su punto de vista. ¿Necesita algunos ajustes básicos? ¿Podría hacer frente a sus problemas de una manera diferente?

PASOS PARA LOGRAR EL ÉXITO

A continuación hay cuatro medidas prácticas para canalizar el éxito en su Objetividad en la vida:

HABLE CONSIGO MISMO: Su diálogo mental juega un papel importante en determinar si su actitud es positiva o negativa. Si se dice a usted mismo que es una persona valiosa y de éxito, es muy probable que llegue a ser lo que usted dice de sí mismo.

CAMBIE EL FOCO DE ATENCIÓN: Piense en otra cosa. Recuerde cosas agradables del pasado, sus lugares favoritos para vacacionar y a esa persona que siempre lo anima. Descubrirá que al visualizar sus experiencias positivas, los pensamientos negativos que lo acosaban se desvanecen. Además, podrá planificar qué hacer con una mejor perspectiva y los beneficios de un mejor estado de ánimo.

DEJE LOS PROBLEMAS A UN LADO: Cuando los pensamientos negativos invaden su mente, tome la decisión de pensar en ellos más tarde, cuando esté descansado, relajado y con la mente más despejada. A menudo las cosas lucen mejor al alejarnos del foco del problema por un momento, y esto nos ayuda a tomar decisiones más sabias.

ESCRIBA UNA CARTA: Cuando se sienta frustrado, escriba sus pensamientos negativos en una carta. Puede dirigir la carta a una persona o a un problema. Cuando escribe sus pensamientos negativos, éstos tienden a perder su poder sobre usted. Por supuesto, uno nunca enviaría una carta escrita con ira sin dejar pasar unos días. Harry Truman colocaba dichas cartas en una gaveta y salía a caminar. Si al llegar del paseo sentía que debía enviarla, la enviaba. Si no era así, editaba la carta o la desechaba. Y nunca deje que la rabia se cuele en un correo electrónico ni lo envíe antes de tomar tiempo para reflexionar en lo sucedido.

¿Está confundido en cuanto al mejor tipo de dieta para una salud óptima?

¿Sabe qué alimentos debe minimizar y maximizar en cada comida?

¿Ha luchado y perdido con frecuencia la batalla contra la "ganancia de peso"?

¿Sabe si los carbohidratos son buenos o malos?

Cuando se trata de productos de origen animal, ¿deberá usarlos o no?

¿Está listo para realizar un cambio saludable en su dieta y no sabe dónde empezar?

La "N" en Salud CREACIÓN representa la Nutrición.

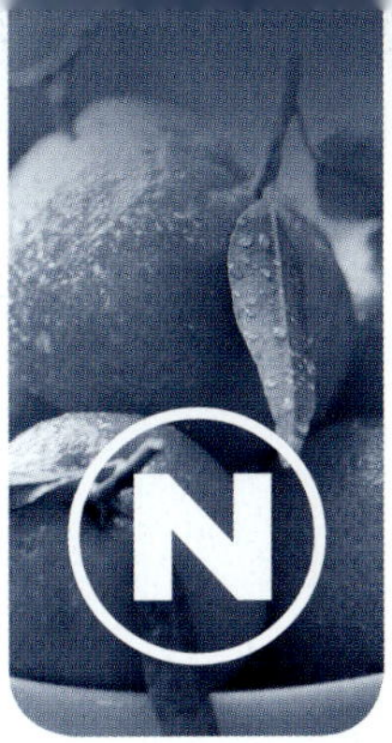

NUTRICIÓN

CAPÍTULO 9

A comer bien para obtener sanación y energía máxima

DIOS NOS DISEÑÓ PARA OBTENER EL MÁXIMO rendimiento por medio de los mejores alimentos. Luego plantó un jardín colmado de ellos y dijo, "¡Disfruten!" Desde entonces, nos hemos estado deleitando con sus delicias culinarias.

Junto a los buenos alimentos, Dios nos dió pautas para poder disfrutar de Su obsequio. Algunos alimentos nos dan el estímulo de energía que necesitamos en la mañana. Otros nos ayudan a tranquilizarnos por la tarde. Otros son buenos en pocas cantidades pero dañinos en exceso. Algunos realzan sabores mientras que otros los disimulan. Las opciones son muchas, pero el propósito es el mismo. La buena nutrición es el proceso de equilibrar los maravillosos regalos de Dios para gozar de una salud plena. Él es el mejor *chef*.

APOYO CIENTÍFICO PARA LA ALIMENTACIÓN

Usted es lo que come, y eso incluye su salud mental. Investigadores de la Universidad de Harvard descubrieron que los niveles de serotonina, un químico del cerebro relacionado con la depresión, fluctúan de acuerdo a la cantidad de carbohidratos en la dieta.

Además, cuando se sufre de depresión, el cerebro provoca el deseo por los carbohidratos que normalizan la serotonina. En otras palabras, los alimentos pueden afectar su estado de ánimo, y su estado de ánimo puede influenciar las comidas que usted elige.[69]

De todas las opciones alimenticias disponibles, una de ellas garantiza una vida más saludable y más larga; comer menos. Las investigaciones dirigidas por el Dr. Robert Good de la Universidad de South Florida demuestran una regeneración más rápida del tejido hepático en ratas cuyo consumo de calorías es más bajo.[70] Evidentemente, es más fácil controlar las enfermedades derivadas del desequilibrio inmunológico si se limitan las calorías. Nadie sabe con certeza la razón. Probablemente tenga que ver con un aumento en el deseo de hacer ejercicio y una menor exposición de por vida a radicales libres (los átomos sobrecargados que pueden causar daño celular y se cree que aumentan el riesgo de cáncer y otras enfermedades).

Mientras come, deje su plato a un lado si desea más y espere unos minutos en lugar de servirse una segunda o tercera porción de manera automática. Si le da tiempo a su cuerpo para digerir, el hambre usualmente disminuye, y estará exactamente donde debe estar para gozar de una salud óptima.

Al comer los alimentos adecuados, es muy probable que usted sea menos susceptible al estrés. Los ultramaratonistas son mucho más vulnerables a contraer infecciones respiratorias superiores en comparación con los que hacen ejercicio moderado. Algunos estudios revelan que cuando los maratonistas ingieren 5 a 6 por ciento de carbohidratos líquidos, esto causa un menor aumento del nivel de cortisol inducido por el estrés.[71] El mismo proceso bloquea algunos de los cambios del sistema inmunológico asociados con el ejercicio excesivo.

Se ha demostrado que los antioxidantes naturales en los alimentos integrales también pueden contrarrestar el estrés oxidante inducido por el ejercicio.[72] Aunque hacen falta más investigaciones, ha habido avances significativos en esta área de estudio de mucho interés tanto para los atletas de élite como para los guerreros de fin de semana.

ENRIQUEZCA SU RUTINA DE ALIMENTACIÓN

Imagínese poder añadir más años saludables y de calidad a su vida. Piense en todas las sonrisas que podría compartir, los nuevos amigos que podría conocer y las muchas vidas que podría impactar. Vivir más años significaría tener más oportunidades en su vida. ¿Suena demasiado bueno para ser verdad? No tiene por qué serlo.

¿Sabía usted que el informe nutricional del cirujano general reportó que ocho de las diez principales causas de muerte en los Estados Unidos están relacionadas con el alcohol o la nutrición? Y la ciencia lo confirma constantemente. Los estudios recientes demuestran que comer ciertos alimentos, frutas y vegetales, granos integrales y proteínas de origen vegetal, puede agregar años de calidad a su vida. Las investigaciones reafirman que una dieta balanceada que consiste de alimentos naturales nunca perjudica la salud humana... mientras que muchas dietas a base de carnes pueden causar muchos problemas de salud.[73]

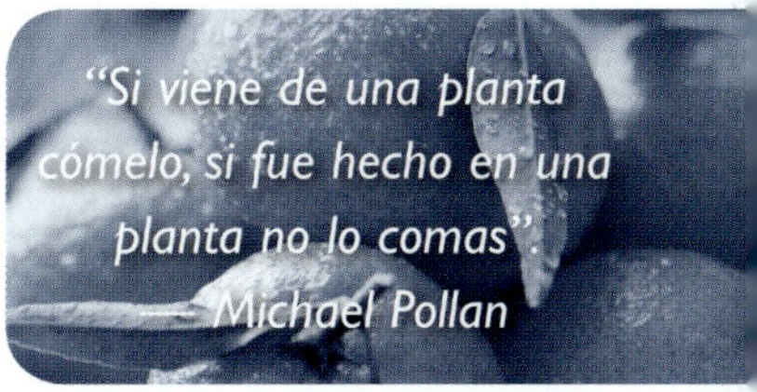
"Si viene de una planta cómelo, si fue hecho en una planta no lo comas".
—Michael Pollan

Quiero que sepa que los consejos dados en el resto de este capítulo se inclinarán fuertemente hacia un estilo de vida sin carne. Me consta que muchos han desarrollado un fuerte hábito y gusto por una gran variedad de carnes. Pero si se hace de manera equilibrada, con un mayor consumo de pescado y carne de aves, los riesgos a la salud se pueden reducir. Así que no tome lo que está escrito a continuación como un mandato que una dieta sin carne es la única manera de vivir. Más bien, considere seriamente comer más comidas naturales y menos carne, especialmente carne roja para poder gozar de una salud óptima.

Hace un tiempo, un artículo en la revista *Time* preguntó: "Should We All be Vegetarians?" [¿Deberíamos todos ser vegetarianos?] Desde entonces, muchos estudios han demostrado que consumir más alimentos de origen vegetal reduce el riesgo de obesidad y de muchas enfermedades crónicas como la diabetes, enfermedades del corazón y varios tipos de cáncer, y posiblemente es un factor para una vida más larga y plena. Los estudios científicos recientes del estilo de vida vegetariano continúan mostrando resultados similares.[74]

Las investigaciones presentadas en el Congreso Internacional sobre la Nutrición Vegetariana del 2002 indicaron que una alimentación de origen vegetal tiene muchos beneficios saludables. Las personas con diabetes tienen menos complicaciones cuando consumen más alimentos a base de plantas y se les hace más fácil perder peso. Las personas mayores que eligen alimentarse a base de plantas tienen una tasa de mortalidad más baja y usan menos medicamentos que los que consumen más alimentos de origen animal. Y una dieta vegetariana aumenta el consumo de grasas saludables para el corazón y a la misma vez reduce las grasas saturadas y el colesterol.[75]

La moderación, el equilibrio y la concientización son los ingredientes claves para elegir alimentos de origen vegetal. Consumir una variedad de frutas y verduras, granos enteros y proteínas vegetales y menos alimentos de origen animal contribuye a una vida más larga y reduce el riesgo de sufrir la mayoría de las enfermedades crónicas.

El Dr. George Guthrie, médico familiar y educador certificado en diabetes, comenta: "Me resulta gratificante tener pacientes con diabetes tipo 2 que están dispuestos a hacer el cambio a una dieta rica en alimentos vegetales no refinados. Si su función pancreática sigue siendo fuerte, es posible que puedan dejar la insulina cuando optimizan el ejercicio, la ingesta de fibra y los maravillosos nutrientes antioxidantes de las plantas. Es divertido ver sonrisas y el retorno de la energía y del gozo por la vida que aparecen cuando se normaliza el nivel de azúcar en la sangre y se pierde peso"

EL PLAN ALIMENTICIO DE DIOS

Dios nos dejó instrucciones para comer de manera saludable porque nos ama y desea sólo lo mejor para nosotros. En el Jardín del Edén, Dios creó un entorno en el cual Adán y Eva podían florecer. Era un lugar fascinante y saludable, lleno de plantas de todas clases. Dios bendijo a la primera pareja humana y los puso a cargo de las riquezas de la creación. Para que pudieran cumplir su función, les proveyó de alimentos saludables que los sostendrían al trabajar. "También les dijo: 'Yo les doy de la tierra todas las plantas que producen semilla y todos los árboles que dan fruto con semilla; todo esto les servirá de alimento'" (Génesis 1:29).

¿Qué fue lo que Dios le ofreció a Adán y a Eva? Una gran variedad de frutas y vegetales, y una maravillosa variedad de nueces y granos.

Sin embargo, Dios no incluyó proteínas de origen animal en Su plan de alimentación saludable. Durante muchos años, los nutricionistas asumieron que la carne roja, la carne blanca y el pescado eran las fuentes esenciales de proteína. Pensaban que es necesario consumir proteína animal para tener un cuerpo saludable.

No obstante, estudios recientes demuestran que la proteína vegetal no sólo compite con la animal, sino que además provee otros beneficios para la salud. Las personas que consumen proteínas de origen vegetal, por ejemplo, pierden menos calcio de sus huesos. Y como la proteína vegetal no tiene colesterol y es baja en grasas saturadas, una dieta con proteínas de origen vegetal disminuye el riesgo de contraer enfermedades cardíacas.

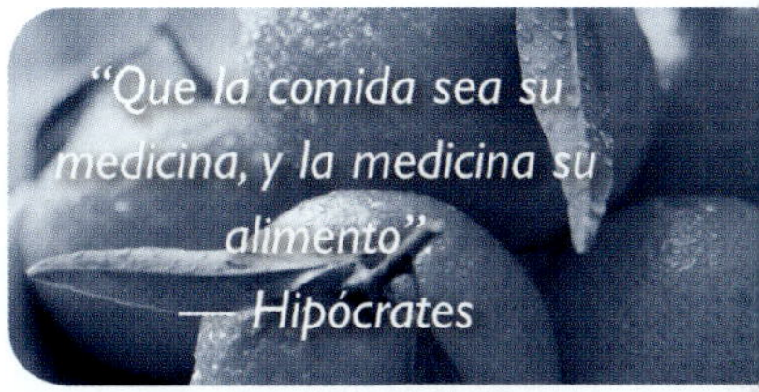
"Que la comida sea su medicina, y la medicina su alimento"
—Hipócrates

Los objetivos del 2010 del *United States Healthy People* [Personas saludables de los Estados Unidos] resaltan la creciente evidencia de los beneficios para la salud que se obtienen al consumir más alimentos de origen vegetal. Afirman que la clave para gozar de buena salud toda la vida consiste en comer más frutas, vegetales, granos enteros, fibra y una cantidad moderada de proteína y grasas saludables.

Sin embargo, el estadounidense promedio consume una dieta alta en alimentos procesados y productos de origen animal, y baja en frutas, vegetales, granos enteros, fibra y proteína vegetal. La dieta estadounidense promedio consiste en alimentos con colesterol, grasas saturadas y calorías, lo cual aumenta la probabilidad de padecer de enfermedades del corazón, diabetes y cáncer. Los informes más recientes revelan que el 68 por ciento de todos los estadounidenses adultos tienen sobrepeso o son obesos.[76] Afortunadamente, podemos mejorar nuestra salud y reducir nuestro riesgo de padecer enfermedades si incorporamos unos pocos cambios de alimentación.

¿Cuáles son las alternativas a una dieta típica estadounidense? Incluya más frutas y vegetales en sus comidas. Consuma una porción de fruta en el desayuno, vegetales crudos en vez de galletas y papas fritas en su merienda, e incorpore ensaladas durante la cena.

Consuma granos enteros por lo menos tres veces al día. Puede comer pan integral tostado en el desayuno, arroz integral en la cena o agregar cebada a su sopa favorita de vegetales. Y no olvide las nueces, las semillas y los productos de soya. Son excelentes fuentes de proteína sin el colesterol o grasa saturada que contienen los productos de origen animal. Tales alimentos tienen el beneficio adicional de contener grasas saludables para el corazón y compuestos llamados fotoquímicos que suplen el cuerpo con la munición necesaria para protegernos contra la mayoría de las enfermedades. Pruebe la leche de soya con su cereal, un puñado de nueces como merienda o una hamburguesa de soya a la parrilla. (¡Son deliciosos!)

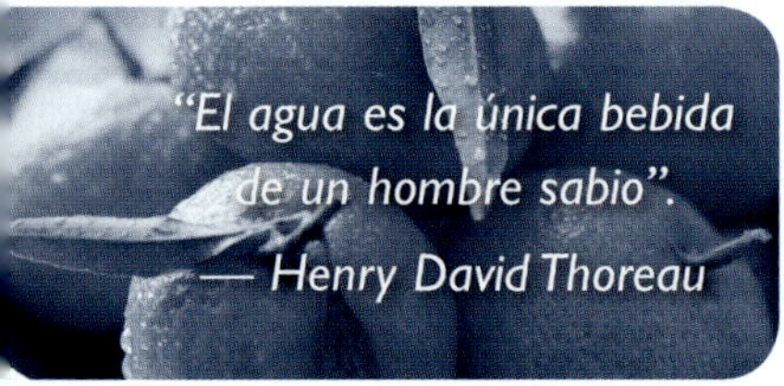
"El agua es la única bebida de un hombre sabio".
— Henry David Thoreau

ES SU DECISIÓN

A Dios le interesa lo que ingerimos. ¿Por qué? Porque parte de Su gran plan de hacernos íntegros es que vivamos vidas saludables y productivas. Al reconocer esto, es más fácil empezar a adoptar hábitos saludables de alimentación.

El cambio siempre es difícil, especialmente cuando se trata de lo que comemos. Sabemos que debemos consumir más frutas, pero preferimos un helado de chocolate con banana de postre. También sabemos que es más saludable comer menos grasas saturadas y colesterol, pero cuando tenemos que trabajar hasta tarde, es mucho más fácil comer en un restaurante de autoservicio. Admítalo, la conveniencia y el sabor nos convencen.

Sin embargo, cambiar nuestra dieta puede ser difícil. Pero recuerde, incluso ajustes pequeños pueden provocar grandes beneficios para la salud. Empiece con algo tan sencillo como cambiar su merienda de la tarde por un cuarto de taza de nueces o semillas. Luego le sorprenderá lo fácil que será hacer otros cambios hacia una alimentación más saludable.

¿Cómo motivarse para comer de manera más saludable y mantener los cambios para que sean permanentes?

Sherri Flynt, dietista registrada y coautora del libro *SuperSized Kids: How to Rescue Your Child from the Obesity Threat* [Niños extra grandes: Cómo rescatar a su hijo de la amenaza de obesidad], ofrece estas recomendaciones útiles para quien desee elegir alimentos más saludables y mantener una dieta balanceada que también satisface.

- **Preste atención al tamaño de las porciones.** Comience la comida con porciones pequeñas. Se puede repetir una segunda vez, pero al controlar el tamaño de las porciones se controlan también las calorías.
- **Use platos pequeños.** Un plato pequeño ayuda a controlar el tamaño de las porciones y engaña a la mente, haciéndole pensar que ha comido más de lo que en realidad comió.
- **¡Vaya más despacio!** La mayoría de los adultos y niños comen mucho y muy de prisa, aún cuando tienen tiempo para relajarse y disfrutar de su comida.
- **Comience con algo liviano.** Inicie su comida con una sopa de vegetales, un plato de frutas o una ensalada.
- **Añada variedad.** La variedad es importante porque no existe ningún alimento perfecto por sí solo. Cada alimento tiene su propia combinación de nutrientes. Si usted varía lo que come cada día, garantiza una variedad de nutrientes.
- **Sea colorido:** Elija alimentos con muchos colores diferentes. Los alimentos de origen vegetal coloridos, tal como frutas y vegetales, por lo general contienen fotoquímicos que promueven la salud. Por lo tanto, elija comidas naturales de color rojo, amarillo, verde, naranja y azul brillante.
- **Desayune.** No omita esta comida. Por alguna razón se le llama la comida más importante del día.
- **Coma meriendas sanas.** Mantenga algunos artículos a mano para una merienda rápida saludable durante el día, como frutas frescas, vegetales listos para comer, humus, mantequilla de maní natural, semillas, galletas integrales, pasas o yogur bajo en grasa.

- **Opción adicional.** Sirva los postres con moderación. Déjelos para ocasiones especiales y vea cuánto mejor se sentirá.
- **Encuentre otra forma de premiarse.** Resista la tentación de utilizar los alimentos como recompensa. Los alimentos deben continuar siendo una fuente de nutrición y deleite.[77]

¿Se deben evitar completamente los productos de origen animal? En cuanto a las carnes rojas, las blancas y el pescado, Sherri recomienda consumirlos con menos frecuencia. "Por lo general, comemos más carne de lo necesario. No necesitamos tanta proteína, y la carne usualmente contiene el colesterol y las grasas saturadas asociados con una incidencia mayor de enfermedades del corazón y cáncer. Minimice la cantidad de productos de origen animal que consume. Al reducir estas comidas, busque aumentar los alimentos a base de plantas".

Para obtener grandes resultados, Sherri también recomienda comenzar con cambios pequeños. "Todos somos criaturas de hábitos, y toma tiempo formar nuevos hábitos (al igual que toma tiempo dejar atrás los malos hábitos). No trate de hacer un gran cambio en su manera de comer; esa estrategia casi siempre falla. Por el contrario, comience con uno o dos cambios pequeños, y después de tener éxito, siga adelante y pruebe otros más. Piense en tomar 'pasos pequeños', no 'grandes pasos', y será mucho más probable que alcance el objetivo de sus sueños." [78]

UNA MOTIVACIÓN SALUDABLE

EL apóstol Pablo también tiene algo que decir acerca de nuestros cuerpos. Él habla acerca de lo que Dios hizo para nosotros como seres humanos. "¿Acaso ignoran que el cuerpo de ustedes es templo del Espíritu Santo, que está en ustedes, y que recibieron de parte de Dios, y que ustedes no son dueños de sí mismos? Porque ustedes han sido comprados; el precio de ustedes ya ha sido pagado. Por lo tanto, den gloria a Dios en su cuerpo y en su espíritu, los cuales son de Dios" (1 Corintios 6:19, 20).

Esta es una manera extraordinaria de visualizar el cuerpo humano. Y es así como Dios lo ve.

Pablo no dice que nuestros cuerpos son el caparazón que alberga el espíritu. Él visualiza un templo. Eso es algo valioso. Nuestros cuerpos son templos del Espíritu Santo.

Por lo tanto, deseamos cuidarlo. Queremos honrar a Dios en la manera que tratamos nuestros cuerpos. ¿Por qué? Porque Dios dice que somos así de importantes. Sin duda nuestra salud es importante para quien nos creó y nos ama.

Comemos saludablemente porque tenemos gran valor y hemos sido llamados para ser nobles y grandiosos. Esa es una motivación duradera.

UNA NUEVA VISIÓN

Joyce empezó a experimentar esa satisfacción máxima después de hacer cambios en su dieta. ¿Por qué? "Sabía que estaba envejeciendo" dice. "Estaba cayendo en hábitos que no eran saludables. Como tengo una familia grande y muchos nietos, me gustaba recibirlos de visita y cocinar, y comía cosas dañinas. Sabía que si realmente creía en la salud integral de la persona, necesitaba hacer algo por mí; tenía que asumir el control.

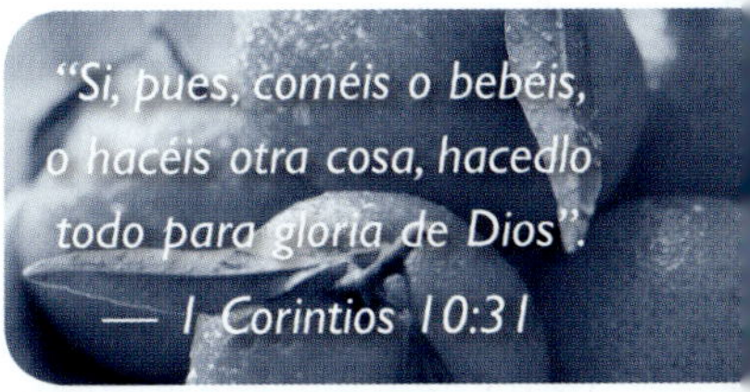
"Si, pues, coméis o bebéis, o hacéis otra cosa, hacedlo todo para gloria de Dios".
— 1 Corintios 10:31

Así que empecé a observar mis comidas y a tener una dieta más balanceada. Empecé a prestarle más atención a lo que comía, cuándo lo comía y por qué lo comía. Y este proceso empezó a cambiarme. Pronto me sentí mejor. Tenía energía al levantarme por la mañana. Cuando la alarma sonaba, ya no me daba vuelta para dormir más tiempo. Muchas veces me despertaba antes de sonar la alarma. Tenía la energía suficiente para realizar mi muy activo trabajo todo el día. Bajé de peso hasta perder veinticinco libras. A la vez, mi nivel de colesterol bajó dramáticamente y el tono de mi piel mejoró. Me sentía mejor acerca de la vida".

COMER MEJOR PARA VIVIR MEJOR

Una denominación cristiana, los adventistas, han promovido esta clase de alimentación saludable por mucho tiempo, y los estudios demuestran la diferencia que hace. Por ejemplo, el Adventist Health Study [Estudio de la salud adventista] es una investigación de treinta años acerca de la longevidad de los adventistas del séptimo día que viven en el sur de California. De este estudio aprendimos que los adventistas viven siete a nueve años más que la población en general.[79] Aunque no entendemos todas las razones, queda claro que las elecciones nutricionales juegan un papel muy importante. Una alimentación vegetariana o con cantidades bajas de proteína animal resulta en una vida más larga con mayor salud durante esos años adicionales.

En la creación, notamos que los alimentos originales que Dios nos proveyó fueron frutas, vegetales, granos enteros y nueces. Hoy, la ciencia ha demostrado que tales alimentos reducen nuestro riesgo de enfermedades del corazón, diabetes, alta presión sanguínea y algunos tipos de cáncer.

¿No es maravilloso que lo que Dios originalmente nos proveyó en el Jardín del Edén es precisamente lo que necesitamos hoy? Al planificar sus cambios en la alimentación, manténgase alerta a los trucos y recuerde que no hay soluciones rápidas. La clave para una dieta saludable, para la reducción de enfermedades y para una vida más larga y plena se encuentra en el jardín. Para más información y recursos de la alimentación saludable, asegúrese de visitar *CREATIONHealth.com*.

PASOS PARA LOGRAR EL ÉXITO

A continuación hay tres medidas prácticas para canalizar el éxito en su Nutrición:

MAXIMICE: Planifique las comidas seleccionando granos enteros, frutas, vegetales, legumbres y nueces. No coma constantemente las mismas cosas. Maximice la variedad y el color. Experimente. Y no ignore a su paladar. Disfrute la comida; sin esto, los cambios no serán duraderos.

SEA MODERADO: Limite la cantidad de alimentos que consume. Coma hasta sentirse satisfecho y no hasta estar demasiado lleno. Preste atención al tamaño de sus porciones y considere comer porciones más pequeñas pero con más frecuencia.

¿Podría tener cinco comidas más pequeñas al día en vez de tres comidas grandes? Valdría la pena probar esta nueva rutina. Es útil seguir las recomendaciones del gobierno como guía (la lista se encuentra en casi todos los alimentos). Y reduzca cualquier estrés mientras come, pues comer debe ser una bendición y un placer.

MINIMICE: Minimice la ingesta de proteína animal. Minimice las azúcares refinadas y hasta los sustitutos de azúcar. Minimice las grasas saturadas, que por lo general son sólidas o semisólidas a temperatura ambiente. Todas las grasas de origen animal, que se encuentran en la carne, aves de corral y productos lácteos, son saturadas. La mayoría de las grasas utilizadas en los alimentos procesados y rápidos son también saturadas. También reduzca la cantidad de sal que consume. Pruebe su comida para ver si realmente necesita sal antes de añadirle más.

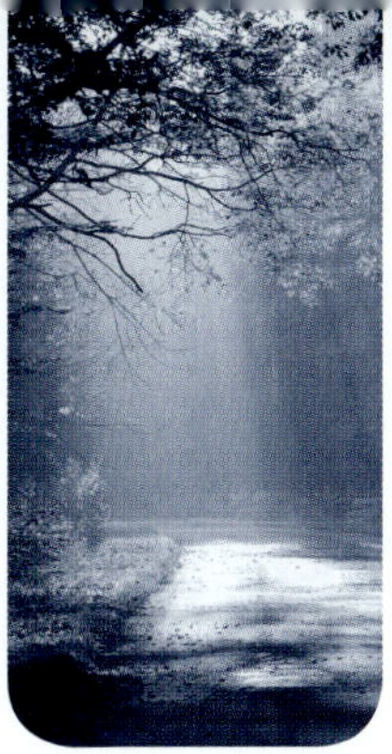

¿QUIERE COMPARTIR LO QUE HA APRENDIDO?

Lo podemos ayudar a presentar los principios de Salud CREACIÓN a otros en grupos pequeños.

LOS GRUPOS PEQUEÑOS son ideales para aplicar el poder de los principios de Salud CREACIÓN en la vida diaria. Visite la página web *CREATIONHealth.com* para obtener recursos para mejorar su estudio y discusión. Estos recursos están diseñados para fortalecer los cambios de comportamiento mediante las relaciones que se forman entre los participantes:

- El kit de ocho partes de Salud CREACIÓN incluye nueve videos en DVD, una guía para líder de grupo pequeño y una guía de discusión para grupos pequeños.
- Las guías de vida Salud CREACIÓN #1-8 están llenas de perspectivas nuevas acerca de la vida plena en relación a cada uno de los ocho principios de Salud CREACIÓN.

Comparta con los demás los principios que ha aprendido para vivir una vida saludable.

WWW.CREATIONHEALTH.COM

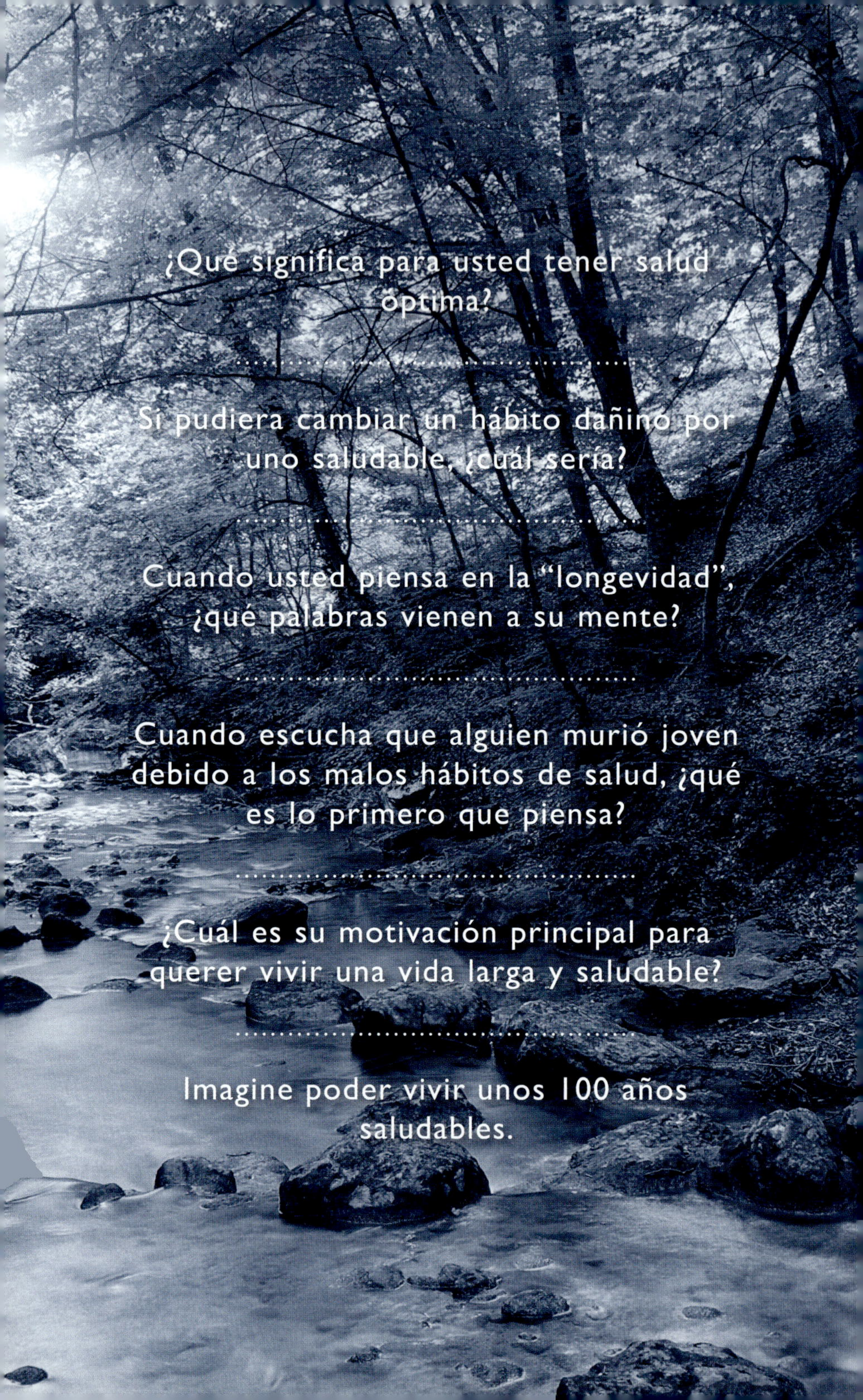

¿Qué significa para usted tener salud óptima?

....

Si pudiera cambiar un hábito dañino por uno saludable, ¿cuál sería?

....

Cuando usted piensa en la "longevidad", ¿qué palabras vienen a su mente?

....

Cuando escucha que alguien murió joven debido a los malos hábitos de salud, ¿qué es lo primero que piensa?

....

¿Cuál es su motivación principal para querer vivir una vida larga y saludable?

....

Imagine poder vivir unos 100 años saludables.

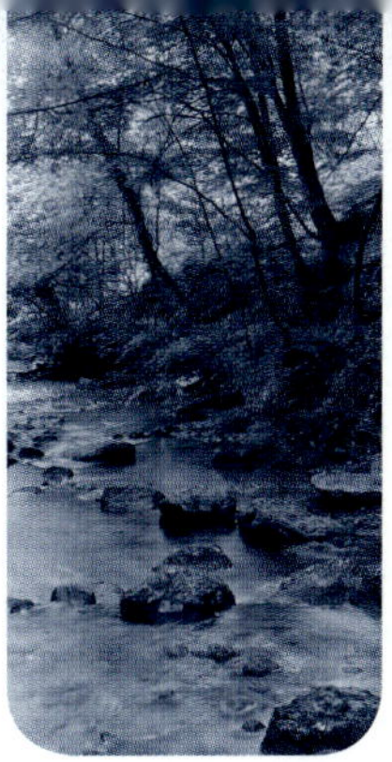

SALUD ÓPTIMA

CAPÍTULO 10

Cómo anhelar una vida larga y vivirla al máximo

MEJORAR LA CALIDAD DE NUESTRAS VIDAS—DE eso se trata la Salud CREACIÓN. Desde el comienzo del libro de Génesis, Dios nos proporcionó principios que hacen una gran diferencia. El modelo de salud CREACIÓN tiene el mayor retorno de la inversión y los mejores resultados a largo plazo. Pero tenemos que decidir si queremos o no esta clase de vida. No caerá a nuestros pies ni sucederá por casualidad. Debemos invertir nuestro tiempo y energía deliberadamente para adoptar este estilo de vida.

Incluso algunas decisiones pequeñas en muchas áreas diferentes harán una diferencia. Como elegir dar un paseo al aire libre bajo el sol. Elegir tener fines de semana que verdaderamente permitan el descanso, la relajación y el rejuvenecimiento. Elegir pensar positivamente y beber más agua. Las oportunidades son innumerables. Su salud y bienestar son un viaje. Un proverbio antiguo dice que el "viaje de mil millas comienza con el primer paso".

CÓMO DARLE VIDA A SUS AÑOS

No hace mucho, un famoso orador llamado Michael se preparaba para dar un seminario en su ciudad natal sobre el poder curativo del perdón.[80] El seminario fue patrocinado por un grupo de la iglesia local y estaba abierto al público. Si bien el objetivo de sus charlas eran las relaciones, pensó que los asistentes podrían beneficiarse de consejos sobre una vida saludable. Por lo tanto, planificó dedicar cinco minutos cada noche antes de la presentación principal para hablar sobre la salud. Pero no lo quería hacer solo, ya que iba a estar hablando durante la mayor parte del seminario.

De modo que Michael buscó a alguien para ayudar con la presentación de salud, y encontró justamente el tipo de persona "no convencional" que buscaba. Se llamaba Amy, y no era la imagen perfecta de salud. Se alimentaba principalmente de comida rápida, casi no hacía ejercicio, fumaba y tomaba otras decisiones pobres de salud. A pesar de que Amy asistía ocasionalmente a la iglesia con su familia, mostraba poco interés en Dios o en lo espiritual. Muchas personas de la iglesia la consideraban una rebelde, así que cuestionaron la decisión de Michael de invitarla a conducir las presentaciones de salud cada noche.

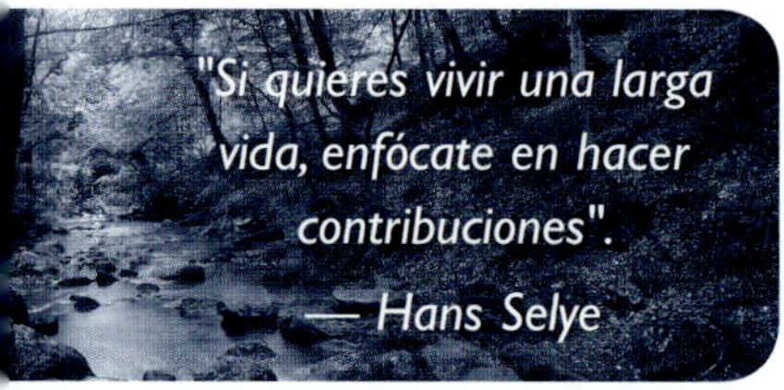
"Si quieres vivir una larga vida, enfócate en hacer contribuciones".
— Hans Selye

Pero Michael se mantuvo firme y le preguntó a Amy si estaba dispuesta a dirigir los segmentos de salud. "Espero poder ayudar a las personas a ver que ellos realmente pueden cambiar la dirección de su salud si ponen en práctica los principios de Salud CREACIÓN", explicó. "Pero necesito un asistente y creo que eres la mejor opción".

"¿Yo?" respondió Amy. "Tiene que estar bromeando. Yo no vivo una vida muy saludable. Además, yo ni siquiera sé qué es Salud CREACIÓN".

Michael asintió. "Lo sé. He estado en la misma situación. Cuando tenía tu edad, nadie podía decirme cómo vivir. Tampoco tenía una vida muy saludable, aunque a mí en realidad no me importaba. Es difícil medirse a la altura de las expectativas de otros. Pero déjame decirte esto: ¿Si no hubiera nadie más en esta ecuación, te gustaría vivir más tiempo y de manera saludable, o te gustaría hacerte daño con las decisiones que tomas día a día?"

Amy hizo una pausa. "Bueno", dijo, "supongo que me gustaría vivir una vida larga y saludable. ¿A quién no le gustaría?"

"Entonces yo tenía razón. Eres la persona correcta para ayudarme", Michael respondió.

Algunas semanas antes del comienzo de las reuniones, Michael le dio a Amy el material del seminario de Salud CREACIÓN.[81] También le pidió que viera los DVD y que leyera los libros de donde sacaría la información para preparar la presentación de cinco minutos cada noche. Ella miró los DVD, leyó la Guía personal del seminario Salud CREACIÓN y estudió las presentaciones.

Mientras Amy preparaba sus presentaciones, los que la habían criticado comenzaron a notar algunos cambios. De hecho, tuvieron asientos de primera fila para observar el proceso de transformación que tuvo lugar delante de ellos.

Amy decidió dejar de fumar y comenzó a ejercitarse y a tomar mejores decisiones de salud. Incluso comenzó a asistir a la iglesia regularmente, abrazando la vida en abundancia que Jesús ofrece sin tratar de cumplir con los estándares de los demás.

Poco después de concluir las reuniones, el jefe de Amy la trasladó a otro estado a miles de kilómetros de distancia. Y una de las primeras cosas que hizo Amy fue buscar una iglesia local donde integrarse. Se ofreció como voluntaria para dirigir el ministerio de salud de la iglesia y compartir lo aprendido acerca de la Salud CREACIÓN para que otros pudieran experimentar lo que ella experimentó

CÓMO AÑADIR AÑOS A SU VIDA

La historia de Amy es increíble. Al momento, ella no sabía que al adaptarse a los principios de Salud CREACIÓN, estaba eligiendo no solo añadir vida a sus años, sino años a su vida. ¿Cuántos? Sólo Dios lo sabe. Pero aquellos que practican estos principios viven de diez a catorce años más.[82] Aún si se adopta un estilo de vida saludable en la mediana edad puede mejorar su salud y aumentar su longevidad.[83]

Este estilo de vida se ha investigado, documentado y verificado durante más de cincuenta años. En una edición especial de *National Geographic* titulada "Los secretos de vivir más tiempo", el autor Dan Buettner destacó tres estilos de vida: los okinawenses en Japón, los sardos en Italia y los adventistas en Loma Linda, California. Buettner identificó a este último grupo como Las estrellas de la longevidad en Estados Unidos.[84] Si bien los tres grupos gozan de una longevidad superior, el estilo de vida de los adventistas sobresale porque sus principios se pueden practicar en toda cultura y lugar.

Este estilo de vida que usted aprendió en Salud CREACIÓN es digno de practicar porque:

- Es mejor que una píldora, ya que no tiene efectos secundarios.
- Los resultados han sido replicados en poblaciones alrededor del mundo.
- Los resultados no dependen de aspectos genéticos y pueden transferirse a diferentes razas y grupos étnicos.
- Ha producido un mayor número de personas que han llegado a los cien años de edad que ningún otro estilo de vida en Estados Unidos, un logro notable en una cultura que va en la dirección opuesta de la salud.

Al pensar en un programa de vida saludable, muchos tienden a centrarse en lo que tienen que cambiar o lo que tienen que dejar (es decir, lo que tienen que abandonar). Esto puede ser motivador, sobre todo si se sufre de una enfermedad debilitante causada por elecciones perjudiciales en el estilo de vida.

Sin embargo, como lo demuestran las opciones de Amy, la motivación más fuerte para lograr un cambio duradero en el estilo de vida es algo positivo, el deseo de vivir la vida al máximo con el fin de servir mejor a Dios y a la humanidad. Cuando alineamos nuestras opciones de estilo de vida con un propósito poderoso o con un sentido de ser llamados, el poder positivo de la esperanza se manifiesta.

¿Cuántos años podría añadir a su vida mediante la práctica de los principios de Salud CREACIÓN? ¿Por qué no fijarse la meta de vivir saludable y productivamente hasta los cien años? Esta visión me mantiene inspirado día a día. A veces me imagino viviendo saludablemente y por más tiempo para llevar este mensaje, que es realmente el mensaje de Dios, al mundo y a la cuarta y quinta generación de mi familia. Lo invito a considerar el impacto que usted puede tener en su familia y en el mundo como resultado de vivir de manera saludable durante unos cien años. ¡Sólo imagínelo!

COMPARTA CON OTROS LO APRENDIDO

Si yo tuviera la cura para las enfermedades cardíacas, el cáncer, la presión alta, o para toda enfermedad crónica, y me negara a compartirla con la humanidad, ¿qué opinaría de mí? Probablemente diría que tengo una obligación moral de difundir la noticia por todo el mundo.

Los principios de Salud CREACIÓN son lo más cercano a ese tipo de "cura" que existe. Mi obligación moral de compartir lo que sé es lo que me motiva para contarle a usted, y a quien quiera escuchar acerca de Salud CREACIÓN.

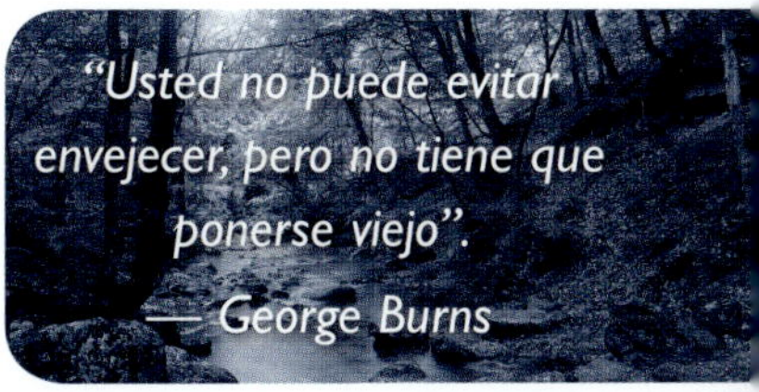
"Usted no puede evitar envejecer, pero no tiene que ponerse viejo".
— George Burns

Y la gente va a escuchar, porque ahora más que nunca, casi todo el mundo, desde su vecino hasta su pastor, su médico y su gobernador reconoce la veracidad del axioma de Ben Franklin: "Una onza de prevención vale una libra de cura".

De hecho, otras empresas se están uniendo a nuestro esfuerzo para promover una vida sana por medio del programa Salud CREACIÓN. ¿Por qué? Pues algunos tienen motivaciones altruistas; en otras palabras, quieren dar a sus empleados la mejor oportunidad posible para vivir bien y en abundancia. Pero también existen beneficios económicos, ya que los trabajadores saludables son trabajadores más felices, y tienen costos de salud más bajos y mayor productividad.

Los gobiernos estatales y locales también apoyan y utilizan los principios de Salud CREACIÓN. Presentan el seminario de Salud CREACIÓN a sus empleados, utilizándolo en su comunidad e invitando a las personas a nuestro sitio web, *CREATIONHealth.com*, para que aprendan más acerca de cómo vivir la vida al máximo.

También hemos desarrollado un currículo del programa de Salud CREACIÓN y otros materiales para escuelas. Ahora los estudiantes de escuela primaria, secundaria y universidad tendrán la oportunidad de aprender los principios de la salud integral personal; principios que podrán poner en práctica durante toda su vida.

También hemos puesto en marcha un movimiento en las iglesias. Nuestro objetivo es tener iglesias conscientes de la salud para establecer un ministerio que no sólo eduque a sus miembros, sino que brinde información oportuna y pertinente, con base científica y bíblica, a sus vecinos y comunidades de manera no amenazante. Es una idea poderosa que va más allá de las fronteras de denominaciones, ya que una vida más saludable es parte del plan de Dios y de Su diseño original en el Jardín del Edén.

Aunque me gustaría compartir muchos cuentos interesantes del modo creativo en que diferentes empresas, hospitales, gobiernos locales, escuelas e iglesias usan el programa de Salud CREACIÓN, permítame concluir compartiendo la experiencia de Barbara con usted. Barbara es líder del equipo del ministerio de salud en su iglesia y compartió estos cuentos de cómo han cambiado vidas gracias a este enfoque único de salud.

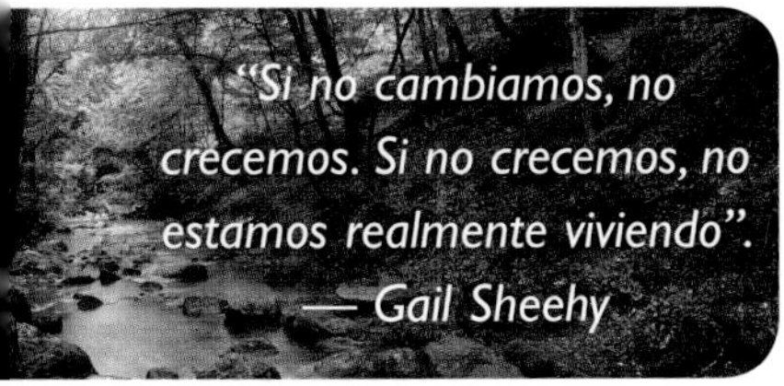

Barbara escribió, "Después de completar la lección de Salud CREACIÓN acerca del medioambiente, uno de los pastores de nuestro equipo redecoró su oficina. Pintaron las paredes, colgaron cuadros relajantes de la naturaleza y la decoración reflejó un ambiente positivo y equilibrado. Durante las próximas semanas, el pastor disfrutó de su nuevo entorno, y todos los visitantes que se reunieron con él sintieron la influencia positiva de un ambiente fantástico. Su oficina es un lugar acogedor y tranquilo para reunirse y un gran ejemplo de cómo el cambio del entorno impacta el diario vivir".

Barbara agregó: "Un miembro de nuestro personal decidió renovar sus hábitos alimenticios después de la lección de Salud CREACIÓN sobre la nutrición. ¡Ella perdió veinticinco libras y se siente de maravillas! Este cambio en el estilo de vida ha hecho que toda su familia coma de manera más saludable, y todos se sienten mejor tanto emocional como físicamente".

Desde hoy, usted puede tomar las riendas para ayudar a su iglesia, empresa, escuela o comunidad a experimentar los beneficios de la salud integral. Los principios de Salud CREACIÓN no son nuevos. Son tan viejos como la humanidad, remontándose a la historia de la creación. Pero pueden parecer nuevos para cualquier persona criada en una cultura que se nutre de "todo rápido", desde comida rápida a un estilo de vida rápido y a la satisfacción rápida de cada uno de nuestros caprichos.

El "descubrimiento" que es parte de Salud CREACIÓN es que estos principios dados por Dios para vivir la vida al máximo realmente sí satisfacen las necesidades de hoy. Aunque nadie puede garantizar quién va a vivir hasta cien años, lo importante es el espíritu. Como dijo Abraham Lincoln, "Lo que cuenta no son los años en su vida sino la vida en sus años".

Su perspectiva y elecciones son esenciales, pero los otros principios también son vitales para alcanzar y mantener una salud óptima.

Cada decisión positiva hace que la próxima decisión sea más fácil. Al multiplicarse los buenos resultados, se gana impulso. Empezará a sentirse mejor y a verse mejor. Y llegará el momento en que nada lo hará volver a su estilo de vida anterior.

El modelo de Salud CREACIÓN nos muestra el camino. Emprenda ese viaje; empiece ahora, con Dios a su lado. Ponga en práctica los principios que ha aprendido, principios establecidos por Dios y apoyados por la ciencia médica. Se obsequiará un regalo a sí mismo en cuerpo, mente y espíritu. Y también le obsequiará un maravilloso regalo a sus seres queridos: el regalo de ser todos más felices y más saludables.

Acerca de los Autores

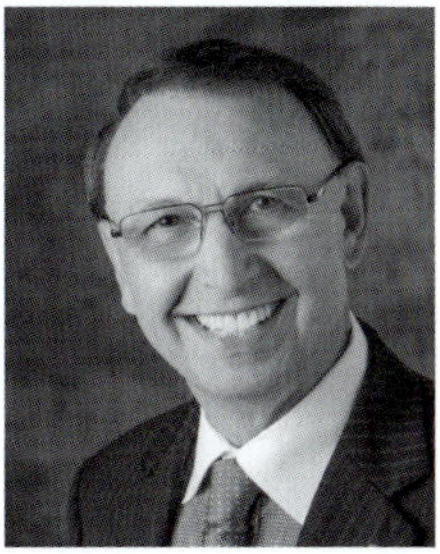

DES CUMMINGS JR. Doctor en Filosofía, ocupa el cargo de Presidente del Florida Hospital Foundation y vicepresidente ejecutivo del Florida Hospital [el Hospital de la Florida], el hospital de admisión más grande en los Estados Unidos. El Dr. Cummings tiene un Doctorado en Liderazgo y Administración con énfasis en proyección estadística. El Dr. Cummings también posee una Maestría en Divinidad y es un ministro ordenado. El Dr. Cummings está comprometido a promover estrategias de salud y curación que tratan la mente, el cuerpo y el espíritu.

Motivado por su visión de ayudar a las personas a llegar a un 100 Saludable, el Dr. Cummings aportó su liderazgo en el desarrollo de Celebration Health, un hospital de exhibición en la ciudad Celebration de Disney, Florida. Este lugar ha atraído atención nacional e internacional como un modelo de salud y curación para el siglo veintiuno.

El Dr. Cummings está comprometido con el concepto de facultar a los pacientes para que tomen el control de su salud y de distribuir el conocimiento médico en la comunidad. El Dr. Cummings es el autor o coautor de cuatro libros incluyendo Descubra los principios de Salud CREACIÓN (más 750.000 de copias impresas en inglés). Él da conferencias nacionales e internacionales acerca del futuro del cuidado de la salud, especializándose en estrategias para el cuidado integral de la persona, comunidades saludables y el hospital del futuro. Su convicción es que debemos recrear una nueva visión del cuidado de la salud en los Estados Unidos para el siglo veintiuno que sea viable económicamente y que mejore la calidad de vida de todos los estadounidenses. Esta tarea es un llamado a las mentes más brillantes en el cuidado de la salud estadounidense.

En el hogar de los Cummings, la salud y la curación son una cuestión de familia. Mary Lou, la esposa del Dr. Cummings, es una enfermera y una educadora de la salud quién aportó su liderazgo en el desarrollo del Programa de Enfermería de la Comunidad Religiosa de Florida Hospital y en el Centro de Mujeres en el Celebration Health. Ella también ha sido una gran contribuidora de la visión de un 100 Saludable. La familia Cummings, vive en la ciudad de Celebration, en Florida. Tienen dos hijos adultos, Tracey y Derek, un yerno y una nuera maravillosos, Denis y Nalani, y dos nietos maravillosos, Kelsey y DJ. Para más información, visite *DesCummings.com.*

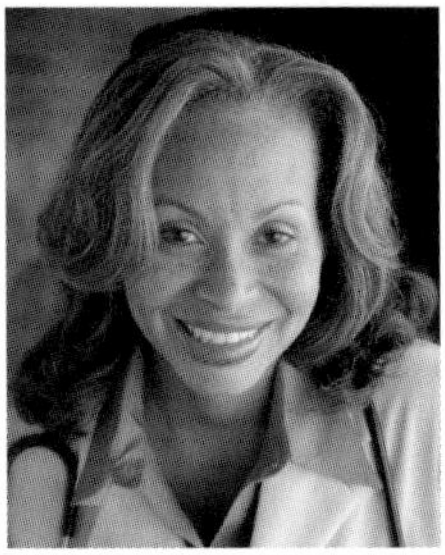

MONICA REED, MD, ocupa el cargo de directora ejecutiva de Care Innovation [Innovación de Atención] en el Hospital de la Florida. Como médica, exadministradora de hospital, oradora, autora y reportera de noticias médicas, la Dra. Reed ha dedicado su carrera profesional a la promoción de la salud, la sanación y el bienestar de los individuos y las comunidades.

La Dra. Reed ha ocupado otros puestos destacados en Central Florida Region of Adventist Health System [Región de la Florida Central del Sistema Adventista de Salud] incluyendo directora general de Salud de los ocho hospitales que comprenden Florida Hospital, directora ejecutiva de Celebration Health [Celebración de la Salud], un centro médico de 250 camas conocida por su innovación y su Centro de Nicholson que es uno de los mayores centros de entrenamiento quirúrgicos robóticos en el mundo, así como servir como directora asociada del Programa de Residencia de Medicina Familiar.

La Dra. Reed es autora y coautora de varios libros. Se ha desempeñado como reportera de noticias médicas en Orlando, Florida, y Huntsville, Alabama. En 2008, la Dra. Reed fue nombrada una de los 25 ejecutivos minoritarios de Modern Healthcare [Atención Sanitaria Moderna] en el sector sanitario y en 2014 fue elegida como una de los 5 Centro Floridanos del Año en Orlando y recibió el Premio Cornerstone de Atención Sanitaria de la Liga Urbana de la Florida Central.

La Dra. Reed está casada con Stanton Reed. Tienen dos hijas, Megan y Melanie. Para más información visite *CREATIONHealthBreakthrough.com.*

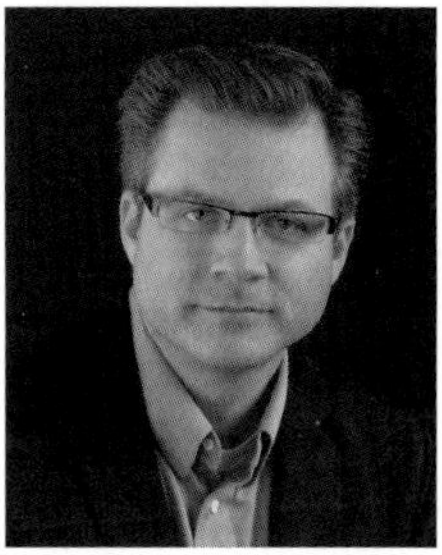

TODD CHOBOTAR ocupa el cargo de fundador, editor y editor en jefe del programa de publicaciones del Florida Hospital. El enfoque de su trabajo es la creación de libros para el consumidor, monografías personales y otros recursos. Él es el autor o coautor de cuatro libros y ha sido el editor de docenas de publicaciones. Chobotar tiene dos títulos en Administración de Empresas de Andrews University [la Universidad de Andrews]. Él vive en Orlando con su esposa, Jeannine, sus mellizos Joshua y Sarah y dos gatos, Simon y Schuster. Para más información visite *ToddChobotar.com*.

Acerca del Editorial

El modelo Salud CREACIÓN es el fundamento del Sistema de salud adventista. Cientos de miles de personas han puesto en práctica estos ocho principios durante el siglo pasado. Investigaciones nacionales concluyen que seguir estos principios agrega de diez a catorce años a su vida. Estos estudios también demuestran que seguir los ocho principios reduce significativamente el riesgo de padecer de enfermedades causadas por el estilo de vida tales como el cáncer, los derrames cerebrales y las enfermedades del corazón. Por seguir los principios de Salud CREACIÓN, los adventistas son conocidos como las personas más saludables del mundo.

La historia de esta notable aventura comenzó en 1863 cuando Jaime White, entonces presidente de la Iglesia Adventista del Séptimo Día, sufrió una serie de pequeños derrames que no le permitieron continuar en su función de liderazgo. En vez de aceptar los tratamientos típicos de su tiempo, Jaime y su esposa, Elena, decidieron escudriñar las Escrituras para un modelo bíblico de salud. Lo encontraron en la historia de la creación del Génesis. Al examinar el diseño original de Dios para Adán y Eva en el Jardín del Edén, Jaime y Elena descubrieron los principios de Dios para la salud integral de las personas.

Después de dieciocho meses de seguir cuidadosamente el modelo de Salud CREACIÓN, Jaime White restauró su salud. Él y su esposa compartían estos principios en cada oportunidad. En 1866, varios miembros claves del comité ejecutivo de la iglesia se encontraban tan enfermos que no se pudieron reunir. Los miembros que pudieron asistir a la reunión decidieron que la salud debía ser el asunto número uno en la agenda. Ese día los líderes de la iglesia hicieron el compromiso de construir "sanatorios" que combinarían lo mejor de la ciencia con lo mejor de la fe y tratarían a los pacientes con la compasión que Cristo demostró durante su ministerio de sanación. La combinación de la ciencia y la fe junto a la compasión es el fundamento del ministerio de sanación del sistema adventista de salud.

Seis meses más tarde, la iglesia abrió el Western Health Reform Institute (llamado más tarde Battle Creek Sanitarium) en Battle Creek, Michigan. Llegó a ser una empresa muy exitosa. En la cumbre de su popularidad, el Sanatorio de Battle Creek fue el principal destino de salud en Estados Unidos. Tenía capacidad para 1.500 pacientes y atraía a las personas más reconocidas del día. En la lista de pacientes se encuentran los siguientes nombres; Henry Ford, Thomas Edison, J.C. Penney, Clara Barton, George Bernard Shaw, John D. Rockefeller, Jr., Dale Carnegie y Amelia Earhart. Ellos y cientos más fueron a Battle Creek para recuperarse del estrés y la intemperancia de sus vidas ocupadas.

Una de las atracciones más grandes del sanatorio era el carismático director médico, el Dr. John Harvey Kellogg. El Dr. Kellogg era un médico hábil, promotor de una dieta saludable vegetariana y defensor de los principios de Dios para la salud integral de las personas. Fue en Battle Creek que Kellogg y su hermano, W.K. Kellogg, desarrollaron el conocido cereal de desayuno que incluía granola y hojuelas de maíz. Este cereal representó una alternativa a los desayunos altos en grasa con panecillos y salsa espesa o tocino con huevos que muchos estadounidenses consumían. El Dr. Kellogg viajó por el mundo para hablar de los beneficios de una vida saludable y buscar un mejor enfoque hacia la sanación. Estudió cirugía con algunos de los más destacados médicos del mundo en ese entonces, y cuando se perfeccionó el uso de la anestesia durante las cirugías, el Dr. Kellogg llevó esta nueva ciencia a Battle Creek.

El éxito del cuidado de la salud en Battle Creek llevó a los dirigentes de los adventistas del séptimo día a construir otros centros médicos. En los próximos veinte años, la iglesia abrió cuarenta de estas instituciones, incluyendo hospitales y escuelas de medicina, alrededor del mundo. El éxito de estas instituciones y el enfoque de salud de miles de médicos, dentistas, enfermeras y otros del cuidado de la salud se pueden atribuir al compromiso fundamental del Dr. Kellogg al modelo Salud CREACIÓN para la sanidad y la salud.

Hoy en día, con más de 500 hospitales, clínicas y centros de atención para la salud alrededor del mundo, el ministerio de salud de la Iglesia Adventista del Séptimo Día todavía combina los conceptos de Salud CREACIÓN con lo mejor de la ciencia y la tecnología. Para nosotros, Jesucristo es el médico principal que guía todo lo que hacemos. Siguiendo el ejemplo del Dr. Kellogg, creemos que la sanación plena del ser humano requiere una combinación de ciencia, fe y compasión.

El sistema de salud adventista es una parte de la Iglesia Adventista del Séptimo Día que se ocupa de la atención de la salud por todo el mundo. Para conocer más acerca de nuestros hospitales, centros de rehabilitación, centros de vida asistida, hogares de ancianos y programas de salud para la comunidad, todos centrados en el mensaje transformador de Salud CREACIÓN, visite el sitio web AdventistHealthSystem.com.

RECONOCIMIENTOS

Este libro se basa en la premisa de que el modelo para la salud es una parte integral de la historia bíblica de la creación. Al aplicar esos ocho principios que Dios introdujo en el Jardín del Edén, podemos experimentar una "vitalidad óptima". Mi esposa Mary Lou me ayudó a incorporar estos principios en mi vida, y en el Centro de la mujer en Celebration Health demostró que se pueden usar para diseñar un modelo del cuidado de la salud.

Agradezco profundamente a la Dra. Mónica Reed, quien implementó estos principios como la primera directora médica del Centro de la mujer en Celebration Health y continúa promoviéndolos ahora como directora ejecutiva de Salud Celebración. Sus conocimientos han sido muy valiosos para este libro.

Mi trabajo en el Florida Hospital ha sido una de las experiencias más gratificantes de mi vida. Me gustaría agradecer a Tom Werner y al Dr. Don Jernigan por su constante apoyo y motivación. Sin su liderazgo visionario, Celebration Health y el modelo Salud CREACIÓN no serían lo que son hoy.

Lars Houmann y Brian Paradis han tenido un impacto duradero en mi vida y me ayudaron a darle forma a muchas de las ideas en este libro. Hemos trabajado juntos durante más de tres años para implementar estos principios en Celebration Health.

Tengo una deuda especial de gratitud al equipo que ayudó a crear la visión de los principios de Salud CREACIÓN. Mi agradecimiento sincero al Dr. Hamilton, quien escribió la declaración filosófica original; al Dr. Dick Tibbits, quien entrenó a los profesionales de la salud para poder implementarla; y a Kevin Edgerton, quien desarrolló los materiales de comunicación para distribución. Me gustaría agradecer a los colaboradores Steve Mosley, Dick Duerksen, Dr. George Guthrie, Sherri Flynt, Susan Sipprell, Simon Lia, Stacy Nelson y a Lorriane Zima-Lenon.

También agradezco al equipo de editores que trabajó tan arduamente para dar vida a este libro: Todd Chobotar, Dr. David Biebel, Lillian Boyd, Stephanie Lind y Laurel Prizigley.

CITAS

1 Mette Andresen, Ulla Runge, et al. "Perceived Autonomy and Activity Choices Among Physically Disabled Older People in Nursing Home Settings: A Randomized Trial," *Journal of Aging and Health* 21, no. 8 (2009), 1133—1158.

2 Judith Rodin and Ellen J. Langer, "Long-Term Effects of a Control-Relevant Intervention with the Institutionalized Aged," *Journal of Personality and Social Psychology* 35, no. 12 (1977), 897—902. http://capital2.capital.edu/faculty/jfournie/documents/Rodin_Judith.pdf.

3 J.M. Koolhaas, S.M. Korte, S.F. De Boer, B.J. Van Der Vegt et al., "Coping Styles in Animals: Current Status in Behavior and Stress-Physiology," *Neuroscience and Biobehavioral Reviews* 23, no. 7 (November 1999), 925—35. http://dx.doi.org/10.1016/S0149-7634(99)00026-3.

4 This arena of study has greatly expanded since the Koolhaas article was published. An extensive analysis was published in *The Ethics of Research Involving Animals,* published by the Nuffield Council on Bioethics (London, 2005). Of particular relevance is chapter 4 of this document, available online free, in PDF format at: http://www.nuffieldbioethics.org/sites/default/files/The%20ethics%20of%20research%20involving%20animals%20-%20full%20report.pdf.

5 Jennifer A. Mains and Forrest R. Scogin, "The Effectiveness of Self-administered Treatments: A Practice-friendly Review of the Research," *Journal of Clinical Psychology* 59, no. 2 (Feb. 2003), 237—46. DOI: 10.1002/jclp.10145. Also see: "The Development and Safe Use of Patient-Controlled Analgesia" (Editorial) *The British Journal of Anesthesiology* 68, no. 4, 331—332.

6 Viktor E. Frankl, *Man's Search for Meaning* (Boston, MA: Beacon Press, 2006), 66.

7 As quoted in David Katz and Maura González, *Way to Eat: A Six-Step Path to Lifelong Weight Control* (Naperville, IL: Sourcebooks, 2002), 34. See also: http://www.hhs.gov/ohrp/archive/irb/irb_chapter3.htm.

8 Celia B. Fisher and Richard M. Lerner, eds., *Encyclopedia of Applied Developmental Science, Volume 1,* (Thousand Oaks, CA: Sage Publications, Inc., 2005), 325.

9 Katz and González, *Way to Eat,* 35.

10 Penelope A. Bryant, John Trinder, and Nigel Curtis, "Sick and Tired: Does Sleep Have a Vital Role in the Immune System?" *Nature Reviews Immunology 4* (June 2004): 457—467. DOI:10.1038/nri1369.

11 Tiffany Field, "Infant Massage," Chap. 7 in *Touch* (Cambridge, MA: The MIT Press, 2001).

12 James B. Maas, *Power Sleep* (New York:Harper Collins, 1998), 14.

13 Visit: www.heartmath.com, and see the book by Doc Childre and Deborah Rozman, *Transforming Anxiety: The HeartMath Solution for Overcoming Fear and Worry and Creating Serenity* (Oakland, CA: New Harbinger Publications, 2006), 104—05.

14 John Newman, *How to Stay Cool, Calm & Collected When the Pressure's On* (New York: AMACON, 1992), 85.

15 Scott Brady, *Pain Free for Life: The 6-Week Cure for Chronic Pain—Without Surgery or Drugs* (New York: Center Street, 2006).

16 Guy H. Montgomery, Dana H. Bovbjerg, "The Development of Anticipatory Nausea in Patients Receiving Adjuvant Chemotherapy for Breast Cancer" *Physiology & Behavior,* 61, no. 5 (May 1997), 737—741. See: http://www.sciencedirect.com/science/article/pii/S0031938496005288.

17 Aileen Ludington and Hans Diehl, *Health Power: Health by Choice Not Chance* (Newport, WA: White Horse Media, 2011), 194—97.

18 Takashi Oyabu, Ayako Sawada, Takishi Onodera, Kozaburo Takaneka, and Bill Wolverton, "Characteristics of Potted Plants for Removing Offensive Odors," *Sensor and Actuators B: Chemical* 89, no. 1 and 2 (March 2003): 131—36. http://dx.doi.org/10.1016/S0925-4005(02)00454-9.

19 "Inspirational Quotes," Steven Halpern, accessed January 28, 2012, http://www.inspirationalquotes4u.com/stress/index.html.

20 "Quotations Book," Luigi Russolo, accessed January 28, 2012, http://quotationsbook.com/quote/28251/.

21 "The Quotations Page," Elizabeth Sitwell, accessed January 28, 2012, http://www.quotationspage.com / quote/1526.html.

22 Field, *Touch*, 10.

23 Kathleen C. Light, Karen M. Grewen, and Janet A. Amico, "More Frequent Partner Hugs and Higher Oxytocin Levels are Linked to Lower Blood Pressure and Heart Rate in Premenopausal Women," *Biological Psychology* 69, no. 1 (April 2005): 5—21. http://dx.doi.org/10.1016/j.biopsycho.2004.11.002.

24 James L Halliday, *Psychosocial Medicine: A Study of the Sick Society* (New York: Norton, 1948).

25 "Brainy Quote," Virginia Satir, accessed January 28, 2012, http://www.brainyquote.com/quotes / quotes/v/virginiasa175185.html.

26 Source: "Physical Activity for Everyone: The Benefits of Physical Activity" (Feb. 16, 2011). Posted online at: http://www.cdc.gov/physicalactivity/everyone/health/index.html.

27 See: http://www.lifeshealthcare.com/2011/12/regular-exercise-makes-sleep-more.html. For the positive effect of exercise on sleep in patients receiving radiation, see: Lisa K. Sprod, Oxana G. Palesh, Michelle C. Janelsins, Luke J. Peppone, Charles E. Heckler et al., "Exercise, Sleep Quality, and Mediators of Sleep in Breast and Prostate Cancer Patients Receiving Radiation Therapy," *Community Oncology* 7, no. 10 (October 2010): 463—71, http://www.ncbi.nlm.nih.gov/pmc/articles/PMC3026283/.

28 C.B. Taylor, J.F. Sallis, and R. Needle, "The Relation of Physical Activity and Exercise to Mental Health," *Public Health Reports* 100, no. 2 (Mar—Apr 1985): 195—202, http://www.ncbi.nlm.nih.gov/pmc/articles /PMC1424736/.

29 "Fewer Americans Smoke, but Fewer Physically Active in Leisure-Time," Centers for Disease Control and Prevention, updated June 29, 2005, http://www.cdc.gov/nchs/pressroom/05facts/earlyrelease200506.htm.

30 "Fitness at Any Age," Medicinenet.com, accessed January 29, 2012, http://www.medicinenet.com/exercise_and_activity/article.htm.

31 Queen's University, "Physical Fitness Cuts Men's Heart Disease Risk In Half, New Queen's Study Shows," ScienceDaily (September 4, 2005), retrieved January 29, 2012, http://www.sciencedaily.com / releases/2005/09/050904122600.htm.

32 Steven N. Blair, James B. Kampert, Harold W. Kohl III, Carolyn E. Barlow, Caroline A. Macera et al., "Influences of Cardiorespiratory Fitness and Other Precursors on Cardiovascular Disease and All-Cause Mortality in Men and Women," *JAMA* 276, no. 3 (1996): 205—10, DOI: 10.1001/ jama.1996.03540030039029.

33 Taylor, Sallis, and Needle, "The Relation of Physical Activity and Exercise to Mental Health," *Public Health Reports*, 195—202.

34 Dennis Patrick O'Hara, "Is There a Role for Prayer and Spirituality in Health Care?" *Medical Clinics of North America* 86, no. 1 (January 2002): 33—46, http://dx.doi.org/10.1016/S0025-7125(03)00070-1.

35 Jason Schnittker, "When is Faith Enough? The Effects of Religious Involvement on Depression," *Journal for the Scientific Study of Religion* 40, no. 3 (September 2001): 393—411. DOI: 10.1111/0021-8294.00065.

36 Kate Miriam Loewenthal, Marco Cinnirella, Georgina Evdoka, and Paula Murphy, "Faith Conquers All? Beliefs About the Role of Religious Factors in Coping with Depression Among Different Cultural-religious Groups in the UK," *British Journal of Medical Psychology* 74, no. 3 (September 2001): 293—303. DOI: 10.1348/000711201160993.

37 David B. Biebel and Harold G. Koenig, *New Light on Depression* (Grand Rapids, MI: Zondervan, 2004), 263, 270.

38 Lloyd Pickering, "Hellfire, Home, and Harm: An Investigation of the Interaction Between Religiosity, Family Processes, and Adolescent Deviant Behavior," Auburn University Theses and Dissertations, May 15, 2005, http://hdl.handle.net/10415/1005.

39 Source: Drs. Alex Bunn and David Randall, "Health Benefits of Christian Faith" (Christian Medical Fellowship; London, England, 2011), CMF Files no: 44.

40 Dale Matthews, *The Faith Factor: Proof of the Healing Power of Prayer* (New York: Penguin, 1998), 16.

41 Adapted from *If God Is So Good, Why Do I Hurt So Bad?* (Orlando, FL: Florida Hospital Publishing, 2014).

42 Sheldon Cohen, Lynn G. Underwood, and Benjamin H. Gottlieb, *Social Support Measurement and Intervention: A Guide for Health and Social Scientists* (New York: Oxford Press, 2000).

43 David Spiegel, Helena C. Kraemer, Joan R. Bloom, and Ellen Gottheil, "Effect of Psychosocial Treatment on Survival of Patients with Metastatic Breast Cancer," *Lancet* 334, no. 8668 (October 1989): 888—891, http://dx.doi.org/10.1016/S0140-6736(89)91551-1.

44 F.I. Fawzy, N.W. Fawzy, C.S. Hyun, R. Elashoff, D. Guthrie et al., "Malignant Melanoma. Effects of an Early Structured Psychiatric Intervention, Coping, and Affective State on Recurrence and Survival 6 Years Later," *Archives of General Psychiatry* 50, no. 9 (September 1993): 681—89, http://www.ncbi.nlm.nih.gov /pubmed/8357293.

45 James S. House, "Social Isolation Kills, But How and Why?" *Psychosomatic Medicine* 63, no. 2 (March 2001): 273—274, http://www.psychosomaticmedicine.org/content/63/2/273.short.

46 "The Roseto Effect," accessed January 31, 2012, http://www.uic.edu/classes/osci/osci590 /14_2%20 The%20Roseto%20Effect.htm.

47 Dean Ornish, *Love and Survival: 8 Pathways to Intimacy and Health* (New York: HarperCollins, 1998), 2—3, 14.

48 Dara Sorkin, Karen S. Rook, and John L. Lu, "Loneliness, Lack of Emotional Support, Lack of Companionship, and the Likelihood of Having a Heart Condition in an Elderly Sample," *Annals of Behavioral Medicine* 24, no. 4 (2002): 290—98, DOI: 10.1207/S15324796ABM2404_05.

49 Buck Wolf, "The Miracle Hug Lady," ABC News.com, July 12, 2011, http://abcnews.go.com / Entertainment/WolfFiles/story?id=92869&page=1.

50 Herdley Paolini, PhD, *Inside the Mind of a Physician: Illuminating the Mystery of How Doctors Think, What They Feel, and Why They Do the Things They Do* (Orlando: Florida Hospital Publishing, 2009).

51 Melissa A. Rosenkranz, Daren C. Jackson, Kim M. Dalton, Isa Dolski, Carol D. Ryff et al., "Affective Style and In Vivo Immune Response: Neurobehavioral Mechanisms," *Proceedings of the National Academy of Sciences* 100 (2003):11148—52, http://psyphz.psych.wisc.edu/web/pubs/2003/Style_immune_ response.pdf.

52 Julienne E. Bower, Margaret E. Kemeny, Shelley E. Taylor, and John L. Fahey, "Cognitive Processing, Discovery of Meaning, CD4 Decline, and AIDS-related Mortality Among Bereaved HIV-seropositive Men," *Journal of Consulting and Clinical Psychology* 66, no.6 (Dec 1998): 979—86, DOI: 10.1037/0022-006X.66.6.979.

53 Michael D. Lemonick, "How Su mente puede sanar su cuerpo," *Special Issue Time Magazine*, January 20, 2003, http://www.hypnosis.edu/articles/power-of-mind.

54 Dominique L. Musselman, Dwight L. Evans, Charles B. Nemeroff, "The Relationship of Depression to Cardiovascular Disease: Epidemiology, Biology, and Treatment," *Archives of General Psychiatry* 55, no. 7 (July 1998): 580—92, http://archpsyc.ama-assn.org/cgi/content/abstract/55/7/580.

55 B.J.J. Abdullah, "Learning How to Learn," *Biomedical Imaging and Intervention Journal* 4, no. 1 (2008): e10, DOI: 10.2349/biij.4.1.e10.

56 Patrick J. Lustman and Ray E. Clouse, "Depression in Diabetic Patients: The Relationship Between Mood and Glycemic Control," *Journal of Diabetes and Its Complications* 19, no. 2 (March 2005): 113—22, http://www.jdcjournal.com/article/S1056-8727(04)00004-2/abstract.

57 Giovanni Cizza, Svetlana Primma, and Gyorgy Csako, "Depression as a Risk Factor for Osteoporosis," *Trends in Endocrinology and Metabolism* 20, no. 8 (October 2009): 367—73, http://dx.doi.org/10.1016/j.tem.2009.05.003.

58 Lemonick, "How Su mente puede sanar su cuerpo," *Time.*

59 Redford Williams and Virginia Williams, *Anger Kills: 17 Strategies for Controlling the Hostility That Can Harm Your Health* (New York: HarperCollins, 1993). For an updated analysis, see: Timothy W. Smith, Kelly Grazer, et al, "Hostility, Anger, Aggressiveness, and Coronary Heart Disease: An Interpersonal Perspective on Personality, Emotion, and Health," *Journal of Personality, 72, no. 6* (2004), 1217—1270.

60 Geoffrey Cowley, "Our Bodies, Our Fears," *Newsweek*, February 24, 2003, http://www.articlesfactory.com /articles/science/our-bodies-our-fears.html.

61 Geoffrey Cowley, "Newsweek Cover: Anxiety and Your Brain," *Newsweek*, February 24, 2003, http://www.prnewswire.com/news-releases/newsweek-cover-anxiety-and-your-brain-74367212.html.

62 Cowley, "Our Bodies, Our Fears," *Newsweek.*

63 Martin Seligman, *Helplessness: On Depression, Development, and Death* (San Francisco: W.H. Freeman, 1975). For later information related to this theme, see: Laura D. Kubzansky, PhD, David Sparrow, DSc, Pantel Vokonas, MD, and Ichiro Kawachi, MD, "Is the Glass Half Empty or Half Full? A Prospective Study of Optimism and Coronary Heart Disease in the Normative Aging Study," *Psychosomatic Medicine 63, no. 6* (2001), 910—916. Summary: An optimistic explanatory style may protect against risk of coronary heart disease in older men. Posted at: http://www.psychosomaticmedicine.org/content/63/6/910.short.

64 Frankl, *Man's Search for Meaning.*

65 Adapted from *52 Ways to Feel Great Today*, by Drs. David B. Biebel and James E. Dill, and Bobbie Dill, RN (Orlando, FL: Florida Hospital Publishing, 2012), 136—139.

66 Loren L. Toussaint, David R. Williams, Marc A. Musick, and Susan A. Everson, "Forgiveness and Health: Age Differences in a U.S. Probability Sample," *Journal of Adult Development* 8, no. 4 (2001): 249—57, DOI: 10.1023/A:1011394629736.

67 Michael J. McFarland, Cheryl A. Smith, Loren L. Toussaint, and Patricia A. Thomas, "Forgiveness of Others and Health: Do Race and Neighborhood Matter?" *Journals of Gerontology: Series B* 67B, no. 1 (2012): 66—75. DOI: 10.1093/geronb/gbr121.

68 Dick Tibbits and Steve Halliday, *Forgive to Live: How Forgiveness Can Save Your Life* (Orlando, FL: Florida Hospital Publishing, 2006).

69 Ron Hoggan and James Braly, "Food Allergies and Depression: How Modern Eating Habits May Contribute to Depression," About.com, updated August 26, 2011, http://depression.about.com/cs/diet/a/foodallergies.htm.

70 See article: http://articles.baltimoresun.com/1992-06-15/news/1992167007_1_diets-regeneration-cell.

71 David C. Nieman, Dru A. Henson, Lucille L. Smith, Alan C. Utter, Debra M. Vinci et al., "Cytokine Changes After a Marathon Race," *Journal of Applied Physiology* 91, no. 1 (July 2001): 109—14, http://jap.physiology.org /content/91/1/109.short.

72 Many studies are being conducted on this subject: For one report, see *Medicine & Science in Sports & Exercise, 41, no. 1* (Jan. 2009), 155—163. View summary at: http://journals.lww.com/acsm-msse/pages/articleviewer.aspx?year=2009&issue=01000&article=00018&type=abstract.

73 M.L. Slattery, D.R. Jacobs Jr, J.E. Hilner, B.J. Caan, L. Van Horn et al., "Meat Consumption and its Associations with Other Diet and Health Factors in Young Adults: The CARDIA Study," *American Journal of Clinical Nutrition* 54, no. 5 (November 1991): 930—35, http://www.ajcn.org/content/54/5/930.short.

74 See: Winston J Craig, "Health Effects of Vegan Diets," *American Journal of Clinical Nutrition* 89, no. 5 (May 2009): 1627S—33S, DOI: 10.3945/ajcn.2009.26736N.

75 S. Rajaram and J. Sabaté, "Fifth International Congress on Vegetarian Nutrition," *American Journal of Clinical Nutrition* 89, no. 5 (May 2009): 1541S—42S, http://www.ncbi.nlm.nih.gov/pubmed/19279078.

76 "Obesity and Overweight," Centers for Disease Control and Prevention, updated November 17, 2011, http://www.cdc.gov/nchs/fastats/overwt.htm.

77 Adapted from: Walt Larimore, Sherri Flynt, Steve Halliday, *SuperSized Kids: How to Rescue Your Child From the Obesity Threat* (New York: Center Street, 2005), 178, 182—183.

78 Ibid.,

79 "The Adventist Health Study: Related Investigations and Future Plans," Loma Linda University School of Public Health, accessed February 2, 2012, http://www.llu.edu/public-health/health/future.page.

80 The name of the seminar was "Forgive to Live" by Dr. Dick Tibbits. For more information about this program, visit www.ForgiveToLive.net.

81 If you would like more information about the CREATION Health seminar material—including the CREATION Health Seminar Personal Study Guide and DVD series—turn to the Resources section at the end of this book or visit www.CREATIONHealth.com.

82 Tom LeDuc, "The Adventist Contribution to Global Health," part of a larger article entitled "The Adventists and What They Mean to You." on www.WorldLifeExpectancy.com. See: http://www.world-lifeexpectancy.com/what-adventists-mean-to-you. Accessed July 15, 2011.

83 Dana E. King, MD, et al. "Turning Back the Clock: Adopting a Healthy Lifestyle in Middle Age." *The American Journal of Medicine* (2007) 120, 598—603.

84 Dan Buettner, "The Secrets of Long Life," *National Geographic* (November 2005): 2—26.

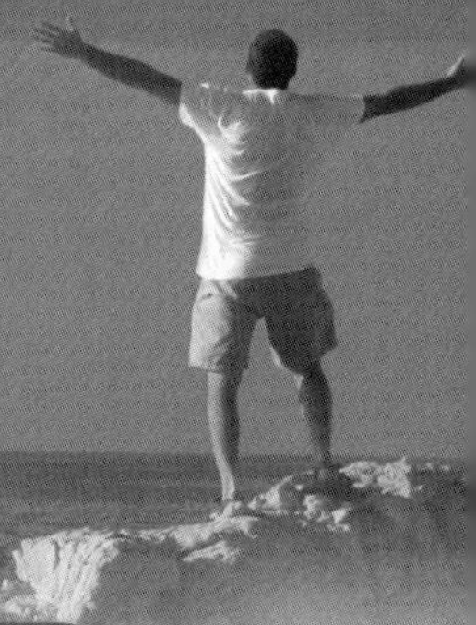

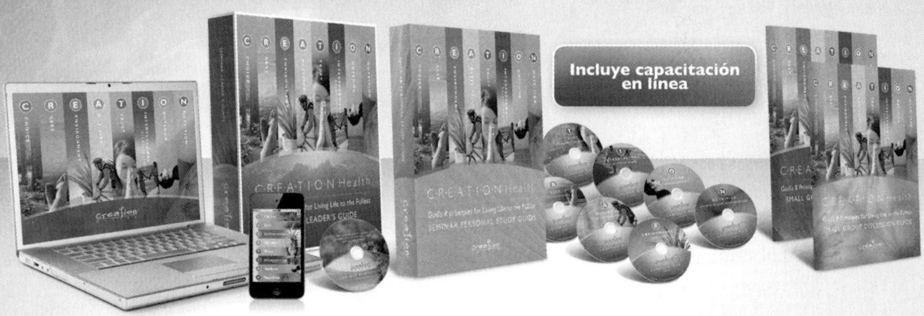
Incluye capacitación en línea

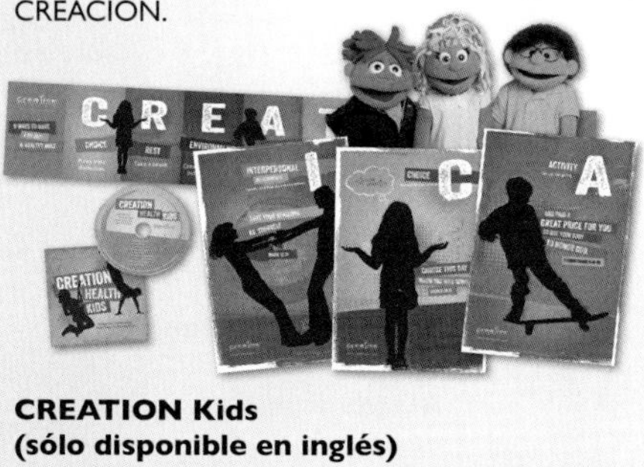

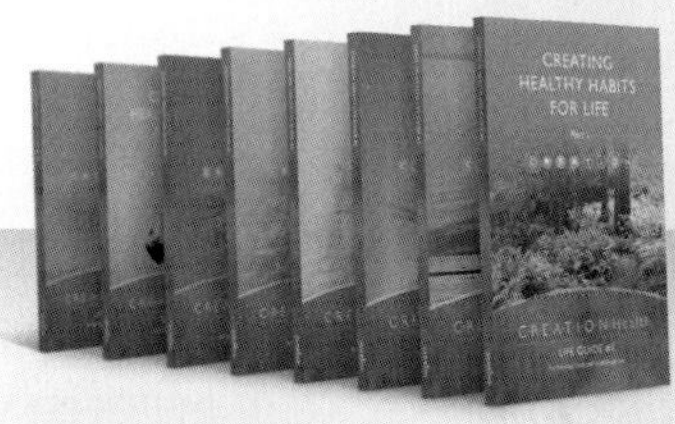

RECURSOS DE SALUD CREACIÓN

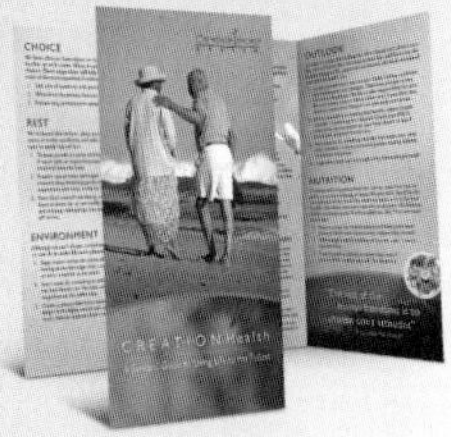

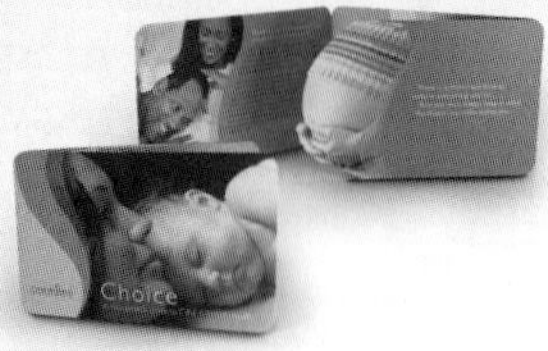

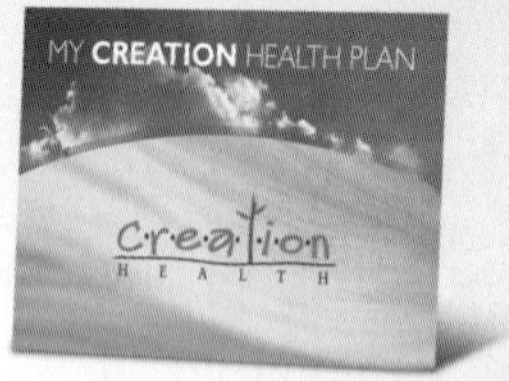

Senior Guide (sólo disponible en inglés)
Comparta los principios de Salud CREACIÓN con las personas de la tercera edad. Ayúdelos a disfrutar de una vida más saludable y feliz, y vivir la vida al máximo.

Pregnancy Guides (sólo disponible en inglés)
Consejos expertos de cómo disfrutar de buena salud y hacer elecciones sabias durante el embarazo.

Pocket Guide (sólo disponible en inglés)
Una herramienta para mantener a las personas comprometidas a vivir diariamente todos los principios de Salud CREACIÓN.

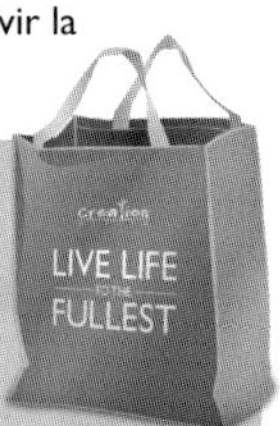

Bolso de mano
Una manera conveniente de llevar sus materiales de Salud CREACIÓN a clase.

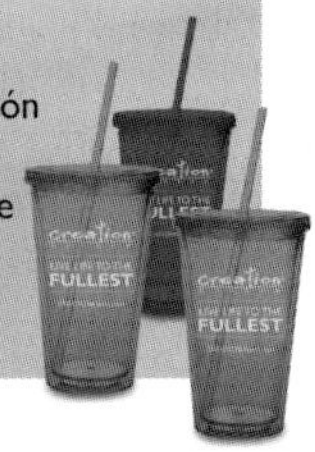

Vasos mezcladores
Practique la buena nutrición y manténgase hidratado con un vaso mezclador de color brillante de Salud CREACIÓN.

MATERIALES DE MARKETING

Postales, posters, artículos de papelería y más
Usted puede de una manera efectiva hacer publicidad y generar interés en la comunidad con respecto a su seminario de Salud CREACIÓN con una amplia variedad de materiales de marketing tales como atrayentes postales, volantes, posters y mucho más.

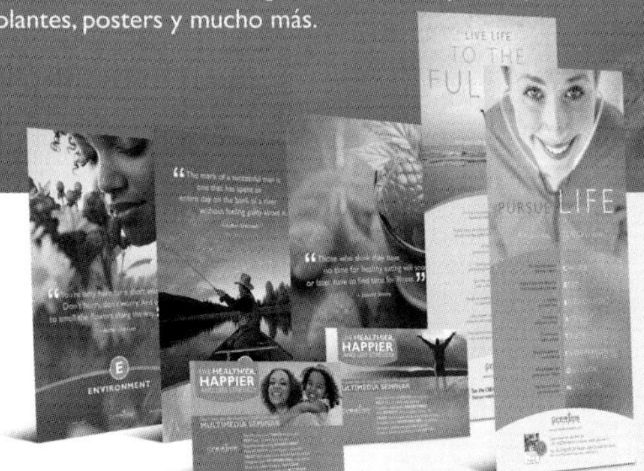

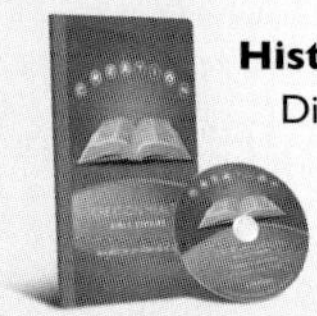

Historias Bíblicas
Dios está interesado en nuestro bienestar físico, mental y espiritual. A través de la Biblia se puede descubrir los ocho principios para una vida completa.

LIBROS SALUD CREACIÓN

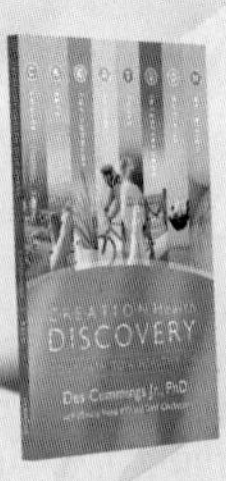

Descubra los principios de Salud CREACIÓN
Escrito por Des Cummings, Jr., PhD, Dra. Monica Reed y Todd Chobotar, este maravilloso recurso presenta la filosofía y el estilo de vida de Salud CREACIÓN.

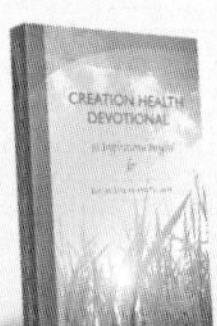

Devocional de Salud CREACIÓN
A través de las historias en este devocional, usted descubrirá como experimentar la gracia de Dios en tiempos difíciles, el deleite de Dios en tiempos triunfantes y la presencia de Dios en tiempos de paz.

Inglés: tapa dura
Español: tapa blanda

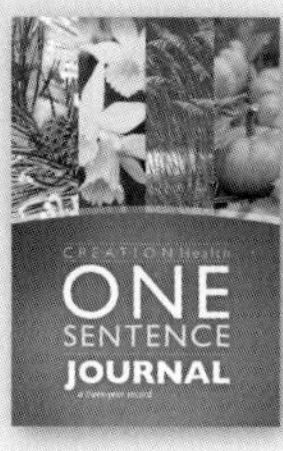

CREATION Health One-Sentence Journal [tapa dura] (tamaño pequeño de regalo, sólo disponible en inglés)

CREATION Health One-Sentence es una herramienta simple, divertida y poderosa para transformar su vida. Sólo toma unos minutos del día. Sin embargo, el efecto que puede tener a través del tiempo es uno que cambia la vida.

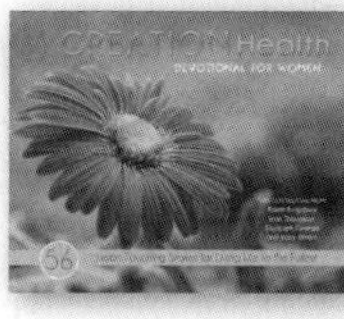

CREATION Health Devotional for Women [tapa dura] (sólo disponible en inglés)

Escrito por mujeres para las mujeres, el *CREATION Health Devotional for Women* [Devocional Salud CREACIÓN para mujeres] se basa en los principios de buena salud que abarca a toda la persona, representados en la Salud CREACION. Los mensajes de cada capítulo de este devocional reconfortarán su espíritu y rejuvenecerán su vida.

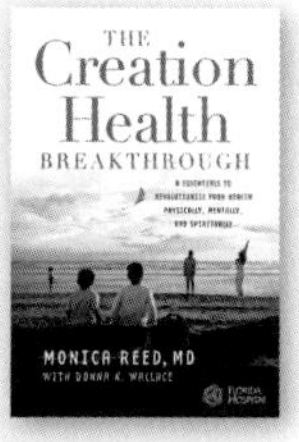

CREATION Health Breakthrough [tapa dura] (sólo disponible en inglés)

En este libro la doctora Mónica Reed combina la ciencia con las últimas recomendaciones para un estilo de vida saludable. Ella receta ocho elementos esenciales que ayudan a prevenir enfermedades y revertir los efectos de malos hábitos que perjudican la salud. Descubra como las elecciones intencionales, el reposo, el entorno, la actividad, la confianza, las relaciones, la perspectiva y la nutrición pueden guiarnos hacia la recuperación.

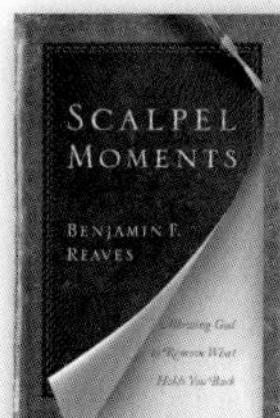

Scalpel Moments [tapa dura] (sólo disponible en inglés)

Un momento bisturí puede ser uno de conciencia dolorosa, claridad perturbadora y arrepentimiento pesaroso. También puede ser un momento de despertar positivo que puede revelar, restaurar y renovar. El ministro ordenado Dr. Reaves destaca historias sobre momentos difíciles o reveladoras de la vida que eliminan capas de confusión, amargura o el miedo, y restaura la confianza en Dios.

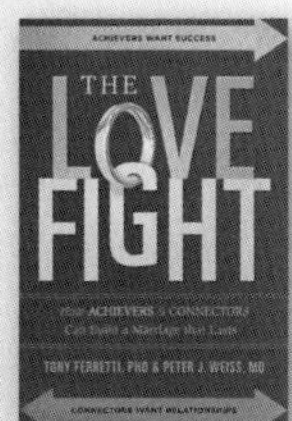

The Love Fight [tapa blanda] (sólo disponible en inglés)

¿Va a luchar por el amor o el uno contra el otro? Los autores ilustran cómo este encuentro común puede crear una relación mutuamente satisfactoria. Su experiencia le guiará a través de la pelea entre los que quieren lograr y los que quieren relacionarse.

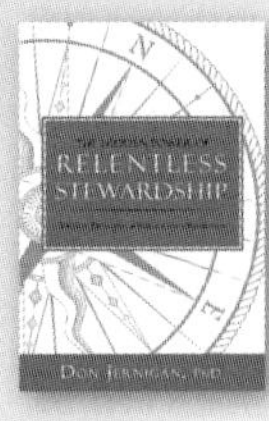

The Hidden Power of Relentless Stewardship [tapa dura] (sólo disponible en inglés)

El Dr. Jernigan muestra cómo la cultura de una organización puede ser moldeada para crear un alto rendimiento a todos los niveles, cumpliendo con la misión y la visión, mientras que sabiamente utiliza – o funciona como mayordomo – los recursos limitados de tiempo, dinero y energía.

Leadership in the Crucible of Work [tapa dura] (sólo disponible en inglés)

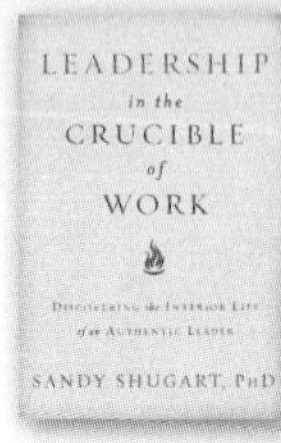

¿Cuál es el trabajo más importante de un líder? (La respuesta le puede sorprender.) En *Leadership in the Crucible of Work* [Liderazgo en el crisol del trabajo], la oradora notable, poetisa y rectora de universidad, Dra. Sany Shugart, conduce a sus lectores en un viaje inolvidable al corazón de lo que significa llegar a ser un líder auténtico.

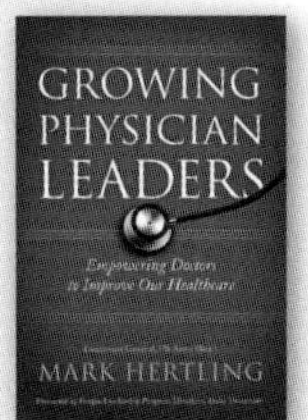

Growing Physician Leaders [tapa dura] (sólo disponible en inglés)

El teniente general Mark Hertling, jubilado del ejército, aplica sus cuatro décadas de liderazgo militar al trabajo de atención sanitaria, resultando en un libro profundamente constructiva y práctica con el poder de cambiar y re-energizar cualquier organización sanitaria en Estados Unidos hoy.

Health & Healing Bible Promise Book [tapa blanda] (sólo disponible en inglés)

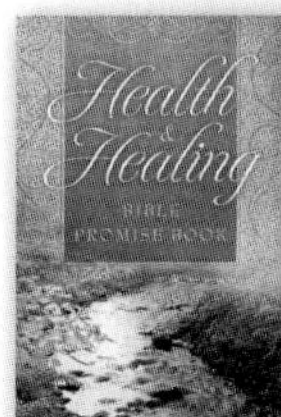

La Biblia está llena de promesas acerca de la salud y la curación – desde el envejecimiento a la nutrición hasta el descanso, desde el dolor al enojo hasta el estrés. *El libro de promesas bíblicas de la salud y curación* compila más de 600 versículos en más de treinta traducciones diferentes en un tamaño conveniente de bolsillo sobre estos temas y más, incluyendo los principios de Salud CREACIÓN.

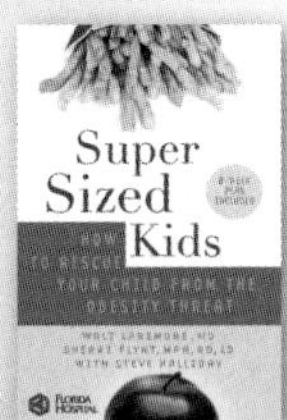

SuperSized Kids [tapa dura] (sólo disponible en inglés)

En *SuperSized Kids* [Niños extra grandes], Walt Larimore, Doctor en Medicina, y Sherri Flynt, MPH, RD, LD, explican paso por paso, cómo los padres pueden evitar la crisis venidera de la obesidad infantil al tomar el control de los desafíos con respecto al peso que cada uno de los miembros de la familia enfrenta.

SuperFit Family Challenge-Leader's Guide (sólo disponible en inglés)

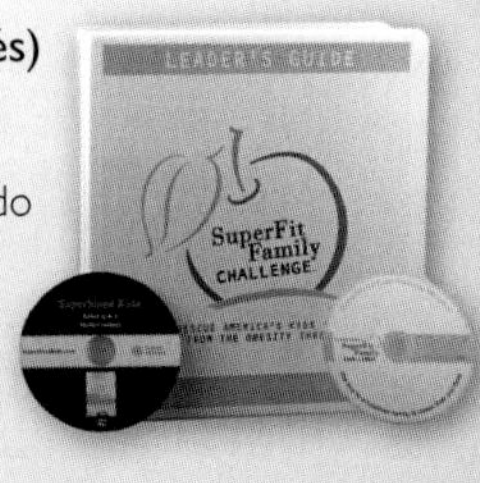

Ideal para uso en su comunidad, iglesia, grupo pequeño u otros ambientes.

La guía para el líder de Family Challenge [Desafío familiar] de óptimo estado incluye:

- 8 semanas de presentaciones PowerPoint™ previamente diseñadas.
- Materiales de marketing profesionalmente diseñados y materiales para el grupo, desde correos publicitarios a guías de lectura.
- Entrenamiento directo de la autora Sherri Flynt, MPH, RD, LD, en 6 discos compactos de audio.
- Cobertura de medios de comunicación y preguntas frecuentes en DVD

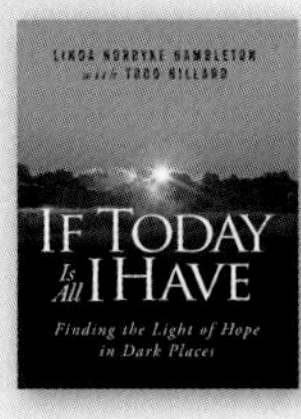

If Today Is All I Have [tapa blanda] (sólo disponible en inglés)

Relatada desde el fondo de su corazón, la historia de Linda relata su lucha de reconciliar sus tres sueños de experimentar la vida como una "mujer normal" con las duras realidades de su condición médica. Su recorrido es puntualizado con reflexiones que son a veces graciosas, dolorosas y provocativas, enfatizando los aspectos positivos de la vida.

Pain Free For Life [tapa dura] (sólo disponible en inglés)

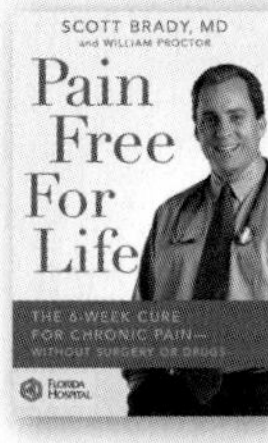

En *Libre del dolor por vida*, Scott C. Brady, MD, fundador del Instituto Brady del Hospital de la Florida para la Salud, conduce a los lectores con dolores a una vida libre del dolor utilizando estrategias poderosas de mente-cuerpo-espíritu, donde más del 80 por ciento de sus pacientes con dolores crónicas han logrado alcanzar un 80 a 100 por ciento de alivio de dolor en cuestión de semanas.

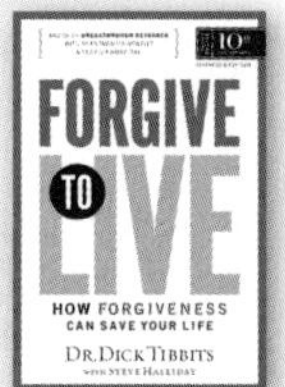

Perdona para vivir: Cómo el perdón puede sanar tu vida [tapa dura]

En este libro *Perdona para vivir: Cómo el perdón puede sanar tu vida*, el Dr. Tibbits presenta los pasos comprobados por la ciencia para el perdón – tomado del primer estudio clínico de este tipo realizado por la Universidad de Stanford y el Hospital de la Florida.

Devocional Perdona para vivir [tapa dura] (sólo disponible en inglés)

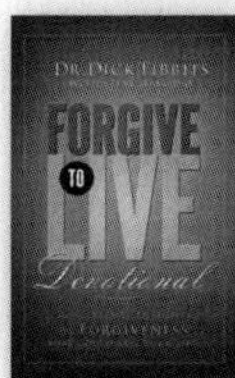

En su nuevo y poderoso devocional, el Dr. Dick Tibbits revela el secreto del perdón. Este devocional compasivo ofrece un pantallazo conmovedor del verdadero significado del perdón. Cada una de las 56 reflexiones espirituales incluye motivadores pasajes de la escritura, una oración inspiradora y dos preguntas para reflexionar. Las reflexiones han sido diseñadas con el objetivo de alentar su recorrido a medida que comienza a perdonar para vivir.

Forgive to Live Leader's Guide (sólo disponible en inglés)

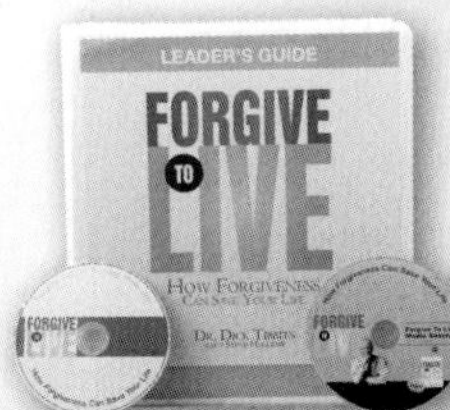

Esta guía es perfecta para su comunidad, iglesia, grupo pequeño u otros ambientes.

La Guía para el líder de Perdonar para vivir incluye:

- 8 semanas de presentaciones PowerPoint previamente diseñadas.
- Materiales de marketing personalizados y profesionalmente diseñados y materiales para el grupo en CD-ROM.
- Entrenamiento directo del Dr. Dick Tibbits, autor de *Perdona para vivir* en 6 discos compactos de audio.
- DVD para cobertura de los medios de comunicación
- CD-ROM con todos los archivos en formato electrónico para que pueda imprimirlos en su hogar o en lugares profesionales
- Una copia del primer estudio en su clase conducido por la Universidad de Stanford y el Florida Hospital en el que se muestra una relación entre una disminución en la presión sanguínea y el perdón.
- ¡Y mucho más!

Aproveche la oportunidad de escuchar al Dr. Des Cummings. Jr.

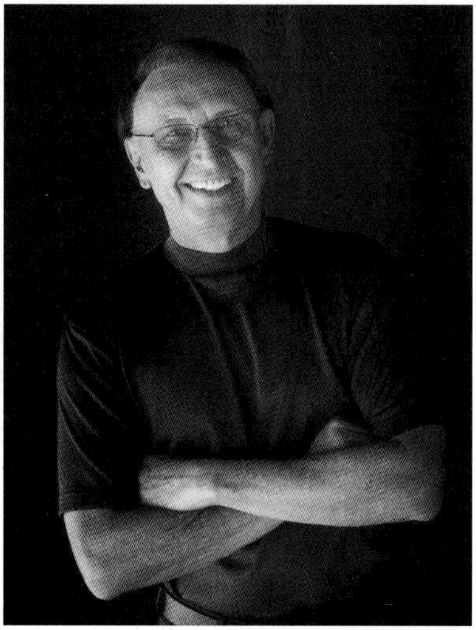

PERMITA QUE EL DR. CUMMINGS GUÍE A SU EQUIPO EN LA TRAVESÍA DE VIVIR LA VIDA AL MÁXIMO

EL DR. CUMMINGS HABLARÁ SOBRE VARIOS TEMAS COMO:

La fórmula original para sentirse bien
Los principios de la Salud CREACIÓN

Por qué las alianzas estratégicas ya no son más opcionales
Cómo desarrollar la colaboración

Cómo envejecer de una forma creativa
Los secretos para vivir como si fuera lo más joven posible y durante el mayor tiempo posible

Hacer historia juntos
Cómo utilizar las alianzas estratégicas para la innovación

El sistema de atención médica del futuro
Una visión para establecer una cultura de salud

Estrategias para el cuidado del individuo como ser integral
Cómo facultar a la comunidad para tomar las riendas de su salud

---

PARA CONTRACTAR AL DR. DES CUMMINGS U OTRO ORADOR PARA SU EVENTO, VISITE: *FLORIDAHOSPITALPUBLISHING.COM*

'statistical' valuation of life 108, 110
superfairness 147, 150
sympathy 30, 50, 91

trade-off 120, 132, 135, 152

uniformity assumption 90, 92
utilitarianism 1, 6–7, 9, 57–8, 69, 76, 85, 92, 117, 124–9, 131
utility analysis 18, 89, 92–3, 102–3, 126–8, 135–6
utility feasibility frontier 69
utility possibility curve 63, 65, 68–70, 74–5

value judgements 4, 8–9, 16, 22–4, 26, 53–5, 86, 101, 103, 117
veil of ignorance 129
voting paradox 72, 80–81

'Wertfreiheit' 16–17, ch. 3 passim, 53, 87, 118